医院感染预防与控制

Prevention and Control of Health Care Associated Infection

茅一萍　顾玉明　主编

东南大学出版社

南　京

图书在版编目(CIP)数据

医院感染预防与控制 / 茅一萍,顾玉明主编.
—南京:东南大学出版社,2021.11(2024.1重印)
ISBN 978-7-5641-9772-8

Ⅰ.①医… Ⅱ.①茅… ②顾… Ⅲ.①医院-感染-
预防(卫生) ②医院-感染-控制 Ⅳ.①R197.323

中国版本图书馆 CIP 数据核字(2021)第 222119 号

责任编辑:张 慧 (1036251791@qq.com) 责任校对:子雪莲
装帧设计:王 玥 责任印制:周荣虎

医院感染预防与控制

YIYUAN GANRAN YUFANG YU KONGZHI

主 编:茅一萍 顾玉明
出版发行:东南大学出版社
社 址:南京四牌楼 2 号 邮编:210096
网 址:http://www.seupress.com
电子邮件:press@seupress.com
经 销:全国各地新华书店
印 刷:广东虎彩云印刷有限公司
开 本:710mm×1000mm 1/16
印 张:8.5
字 数:157 千字
版 次:2021 年 11 月第 1 版
印 次:2024 年 1 月第 3 次印刷
书 号:ISBN 978-7-5641-9772-8
印 数:4001~5500
定 价:26.00 元

编 者 名 单

主　　审：王人颢（徐州医科大学）
　　　　　姜亦虹（江苏省医院感染质控中心）

主　　编：茅一萍（徐州医科大学附属医院）
　　　　　顾玉明（徐州医科大学附属医院）

副 主 编：宋培新（南京鼓楼医院）
　　　　　张永祥（江苏省人民医院）
　　　　　乔美珍（苏州大学附属第一医院）

编　　者：（按姓氏笔画排序）
　　　　　王跃国（南通大学附属医院）
　　　　　孔庆芳（东南大学附属中大医院）
　　　　　邢　虎（江苏大学附属医院）
　　　　　刘　波（江苏省人民医院）
　　　　　李　阳（南京鼓楼医院）
　　　　　吴荣华（江苏省中医院）
　　　　　周　宏（徐州医科大学附属医院）
　　　　　郑　伟（徐州医科大学附属医院）
　　　　　钱雪峰（苏州大学附属第一医院）
　　　　　谢金兰（苏北人民医院）

学术秘书：李　雷（徐州医科大学附属医院）

序

感谢邀请,让我为由江苏省医院感染管理质控中心和徐州医科大学感染管理教研室组织编写的《医院感染预防与控制》一书作序,因学识粗浅,诚惶诚恐。我认为这是一本很重要的书,希望它成为值得医学本科生学习参阅的教材,因为医院感染及防控本身就是一门科学,需要学习和研究。医院感染及防控无论对社会、对医院,对患者、对医务人员,对医疗质量、对医患安全,对一般感染、对传染病防控,都十分重要。外源性医院感染是完全可以预防的,内源性医院感染也可以通过减少危险因素等措施预防。

医院感染常常加重病情,延长住院时间,增加医疗费用,严重者影响病人预后。在传染病防控中,医院感染的危害更大,如新型冠状病毒肺炎疫情中发生了较多的医务人员感染,严重影响了抗疫战斗力,同时也说明在医学本科中开设这门课的重要性。要有效应对新发再发传染病、多重耐药菌感染和经典医院感染的挑战,必须从医学教育入手,让医学本科生掌握医院感染及防控的基本理论、基本知识和基本技能,方能"磨刀不误砍柴工",在疾病防治过程中充分应用和提高。

全书六章二十三节,以问题为导向,结合临床实际需要,既有理论,又有实践,还有案例分析,趣味性强,学生喜闻乐见。希望更多的学生选修该门课程,也希望该门课程早日成为必修课。

吴安华

中南大学湘雅医院医院感染控制中心主任医师

中华预防医学会医院感染控制分会主任委员

2021 年 8 月

前　　言

医院感染伴随医院而生,并随着社会的发展、医学的进步变得更加复杂。医院感染是影响病人安全、医疗质量和使医疗费用增加的重要原因,是医疗高新技术开展的主要障碍之一。医院感染管理作为一门专业,在发达国家已有几十年的历史,我国有组织地开展医院感染研究和管理工作起始于1986年,经过30多年的实践也已经形成一定的管理体系。随着我国社会、经济的飞速发展,医药卫生体制改革不断推进,广大人民群众和医务工作者对医院感染知识的了解、对医院感染预防与控制的要求越来越高。目前仍然存在医务人员对医院感染预防及控制技能不知道、不理解、执行不力的现象,这也是导致医院感染问题仍然严峻、医院感染暴发事件屡次发生的原因之一。特别是2019年12月湖北武汉新型冠状病毒肺炎疫情的蔓延,造成超过3 000名医务人员感染,其中多名医务人员因为感染发病而献出了宝贵的生命,充分暴露出医务人员感染防控知识缺乏的问题。因此,对医务人员开展感控知识培训与教育已经是迫在眉睫的大事。

医疗卫生事业关系着人民群众的切身利益,医学人才与人民生命健康息息相关。随着我国医药卫生事业的不断发展和医药卫生体制改革的不断深入,全面提高医学教育素养,培养医务人员的感控意识和感控技能已是摆在我们面前的重要任务。本书从医院感染的概念、发病机制、诊断标准、医院感染暴发控制、抗菌药物管理及多重耐药菌防控、医务人员的职业防护、手卫生、医疗机构的消毒灭菌及医疗废物管理等方面,分六个章节由浅入深地进行详细的阐述,并通过案例分析来加深对课程的理解。希望该书的出版,能为医学生感控意识和感控知识、技能的培养提供良好的教材,为医学生进入临床打下坚实的基础。

编者

2021年8月

目　　录

第一章　医院感染概论

第一节　感染机制及流行病学简述

医疗保健相关感染（healthcare-associated infection，HAI）是 2008 年美国疾病预防与控制中心（CDC）提出的，即患者因其他状况在接受治疗过程中获得的感染，或医务人员在医疗环境中履行职责时获得的感染。我国目前多采用"医院感染"的概念，医院感染（nosocomial infection）又称医院获得性感染（hospital acquired infection，HAI），指病人在住院期间发生的感染，病人是因其他原因住院，且在入院时不存在、也不处于潜伏期的感染；也包括在医院内获得、出院后发生的感染，以及医院工作人员在医院内获得的感染，但不包括入院前已开始或入院时已存在的感染。由于医疗保健和医疗保健流行病学的服务范围正在不断扩大，国际趋势也正以医疗保健相关感染取代医院感染这一概念。

医院感染在有医院出现时便存在了，随着现代医学的发展更加突出。由于科学技术的进步，医疗水平提高，很多以往难以治疗的疾病得到医治，病人的生命得到延长，医院里收治很多处于免疫虚损状态病人；加上各种创伤性、侵入性检查和治疗措施的开展，大型手术及器官移植技术的普遍开展，各种广谱抗菌药物、免疫抑制剂、细胞毒性药物的广泛应用，使病人容易遭受各种微生物感染。其中包括多种原本不致病或致病性较弱的细菌和医院环境中广泛存在的多重耐药菌的侵害。我国每年约有 5 000 万住院病人，其中约有 500 万发生医院感染，增加了每年额外的医疗费用为 100 亿～150 亿元。医院感染已成为当前临床医学面临的一个严重的问题，严重威胁着病人的健康和生命安全。

医院感染可分为获得性感染（或外源性感染）和自体性感染（或内源性感染）。获得性感染或外源性感染，是外界病原体经由一定的感染途径，进入易感宿主而引起的；自体性感染或内源性感染是医院感染发生的另一重要模式。医院感染流行过程具体内容与传染病不同，因此，理解医院感染的发生不能完全套用传染病流行病学。

一、获得性感染(外源性感染)

1. 感染源

传染病学中的传染源是指体内有病原微生物生长繁殖,并能排出病原体的人或动物。这里讲的感染源是指医院环境中病原微生物的储源,既包括体表或体内有病原微生物定植的病人和医院工作人员等,也包括病原微生物自然生存和滋生的场所或环境。前者为生物性储源,后者为非生物性储源或环境储源。

感染病人和带菌者所携带的病原体虽然包括传染病特异病原体,但引起医院感染的病原体大多数是化脓性球菌和肠杆菌科革兰阴性杆菌等一般性细菌,从防治角度出发我们更要关注耐药菌的储源。例如,医护人员鼻咽部携带甲氧西林耐药金黄色葡萄球菌(MRSA),是散播这些细菌而引起医院感染的危险的带菌者。环境储源的重要性不容忽视,它常是铜绿假单胞菌等葡萄糖非发酵菌医院感染的重要感染源。真菌和革兰阳性厌氧芽孢杆菌可在空气、尘土或土壤中长久生活,有它们存在的环境储源同样是这些病原体的主要感染源。

2. 感染途径

在医院这一特定环境内,病原菌的感染途径以接触传播最多,也最重要,其次是经飞沫传播和空气传播。

(1) 接触传播:即以医务人员、患者、访者污染的手,以及污染的医疗卫生用品为媒介,直接或间接地将病原微生物传播给另一位易感患者,造成其定植或感染的传播途径。这类感染的传播途径占医院感染传播途径的 90%。

(2) 飞沫传播:即感染者以咳嗽、喷嚏,甚至说话等行为,产生大量的来自呼吸道、口腔等处的飞沫或液滴。这些颗粒物质或者液滴直径较大(>5 μm),不能长时间悬浮于空气中。但是可出现以下情况:① 感染者的上述行为可使其周围(<1 m)的微小空气中形成感染性气溶胶(颗粒粒径在<100 μm 均属于气溶胶范畴)的"雾",此刻,易感者如果近距离暴露于这一充满感染性气溶胶的"雾"中,就有呼吸吸入感染的风险;② 感染者排出体外的感染性飞沫也可以直接污染他人,如颜面部的直接暴露也属于飞沫感染的方式;③ 由于飞沫的颗粒较大,故悬浮于空气中的时间较短,而降落在患者周围(<1 m)的环境表面,此刻,触摸这些飞沫颗粒,就会污染触摸者的手部或手套,如手卫生不到位,随后,间接传播感染的途径便会被触发;④ 飞沫颗粒污染环境表面后,还会发生另一种感染途径,即当飞沫颗粒中的水分被蒸发后,颗粒内的物质特别是病原微生物被浓缩了,形成感染性飞沫核(droplet nucle-

us),此刻的飞沫颗粒相比之前就小多了(<5 μm),它可以随着气流、人流和物流扬起来,并在空气中长时间悬浮、长距离传播;⑤ 另外,感染者咳嗽、喷嚏等也会污染自身的手,如手卫生不到位,直接接触周围的环境和物品表面,便成为其他易感者,尤其是医务人员手部污染的来源;⑥ 当然,患者污染的手也可以直接接触另一位易感者而造成感染传播的隐患。由此可见,飞沫传播途径可以在特殊场景下与空气传播、接触传播相互混合、相互转化。因此,飞沫传播是所有医疗保健相关感染中最复杂的感染途径。飞沫传播途径占医院感染途径的9%。

(3) 空气传播:即感染者以咳嗽、喷嚏,甚至是说话等行为,产生大量的来自呼吸道、口腔等处的微小飞沫或液滴,因其颗粒直径较小(≤5 μm),故能长时间悬浮于空气中。空气传播途径占医院感染途径的1%。

医院内与空气相关疾病的传播模式具有如表1.1所示特点。

表1.1 空气相关疾病传播模式

传播模式	感染方式说明	举例
空气传播	具有感染性的气溶胶(飞沫核)在空气中长时间悬浮、长距离传播。空气传播可以分为以下两种模式: ① 专性空气传播(obligate airborne):在自然条件下,病原体只通过感染性气溶胶传播。 ② 优先空气传播(preferential airborne):病原体可以经多途径传播,但优先以飞沫核的形式传播	肺结核、麻疹、水痘
机会性空气传播	在特定条件下,感染性气溶胶近距离传播,其实现的方式与所传播的病原体相关的气溶胶形成的方式有关	流感病毒、SARS病毒
飞沫传播	感染性气溶胶通过感染者咳嗽、喷嚏等方式释放,并实现近距离(<1 m)传播;感染性气溶胶可通过进入易感者的眼部、鼻腔、口腔等而感染或定植	流感病毒、SARS病毒、腺病毒、合胞病毒

3. 免疫虚损宿主

传染病学中将对某一传染病病原体缺乏获得性特异免疫力的人称为易感宿主,易感宿主在某一特定人群中的比例多少决定该人群的易感性的高低程度,所以易感宿主是传染病流行病学中的专有名词。医院感染的病原体中大部分是条件致病菌,感染后不产生特异性免疫或产生的特异性免疫甚微,不足以抵御再感染。病人发生医院感染的免疫机制中绝大部分是固有免疫(即天然免疫、非特异性免疫)功能低下(虚),或部分免疫细胞组织遭受破坏(损)。

影响宿主的易感因素主要是病原体的定植部位和宿主的抗感染防御能力。某一微生物只有定植到宿主特定部位才能引起感染,而在其他部位则不能引起感染。每一个在医院接受治疗的病人都有可能成为某些病原体的易感宿主,因为即使病人本来具有完整的内在的抗感染防御功能,医源性因素也经常使皮肤黏膜屏障作用受到破坏,病原体侵入人体而构成感染威胁。住院病人中有下述情况者更易发生医院感染,所以是预防工作中的重点保护对象。例如:① 所患疾病严重影响或损伤机体免疫功能者,如各种造血系统、淋巴组织和单核巨噬细胞系统的疾病,癌症、糖尿病、肝硬化或重型病毒性肝炎、慢性肾病,以及先天性或获得性免疫缺陷病。在这些疾病的基础上特别容易发生继发感染,故统称为基础疾病,因此将造成免疫功能低下的病人称为免疫虚损宿主(compromised host)。② 老年人及婴幼儿。③ 烧伤、创伤者。④ 营养不良者。⑤ 接受免疫抑制疗法或X线或放射线照射,长期使用广谱抗生素,以及接受各种侵袭性、损伤性诊治操作者。

二、自体性感染(内源性感染)

病人的腔道黏膜或皮肤的常在菌群中的条件致病菌或从外界获得的定植菌都可进入身体组织或血液,从而导致感染。由于病原菌来自宿主体内,此类感染称自体性感染(autogenous infection)或内源性感染。

1. 常在菌群变化与自体性感染

正常人皮肤黏膜上的常在菌群一般是相对恒定的,与宿主构成共生性的生态平衡。常在菌群的组成和数量可以完全正常,称为正常菌群;也可有轻微变化,但对健康人并不构成损害。但是,住院病人因环境、药物和宿主疾病的影响,常在菌群组成可发生某些变化,一般是需氧菌增加而厌氧菌减少,以及外环境细菌定植。

据调查,住院时间超过一周以上的病人肠道常在菌群即可发生变化,出现较多需氧菌,并出现医院内病原菌定植。例如:医院环境中,特别是潮湿的地方,常有铜绿假单胞菌滋生,可通过接触或进食进入病人消化道定植。随着住院时间的延长,病人肠道铜绿假单胞菌带菌率不断增加。这时病人只是带菌,但如果接受侵袭性操作、手术或化疗等就可能发生铜绿假单胞菌医院感染。这是另一种自体性感染,病原菌虽来自病人自身,但是是医院环境中的病原菌在病人体内定植,改变了常在菌群组成而诱发的。由于耐药菌定植而引起的内源性感染是当前医院感染监控的重点。

2. 诱发自体性感染的因素

病人抗感染防御功能减弱主要有两方面的原因:一是基础疾病(underlying disease)的进展或恶化(表 1.2);二是促使宿主抵抗力低下的诊治措施(表 1.3)。抗感染防御功能减弱的病人,常在菌群中对正常人无致病性的平素无害菌也可引起感染,若是耐药病原菌定植,更可引起严重或难治性感染。

表 1.2 易致感染的基础疾病

基础疾病种类	基础疾病病名
恶性肿瘤	各种白血病、恶性淋巴瘤、各组织癌症、多发性骨髓瘤
免疫异常疾病	先天性(原发性)免疫不全、获得性免疫缺陷综合征(AIDS)
代谢和器官功能异常	糖尿病、肝功能衰竭、肾衰竭、慢性阻塞性肺病
重症血液病	颗粒细胞减少或缺乏症、再生障碍性贫血
结缔组织疾病	全身性红斑狼疮
皮肤黏膜屏障破坏	外伤、烧伤、放射治疗、内置导管或其他装置、皮肤黏膜疾病
营养不良	低蛋白症、体液免疫虚损
潜在感染	慢性病毒持续性感染、细胞内寄生菌等再活动

表 1.3 一些医源性因素对免疫功能的主要影响

医源性因素	对免疫功能的主要影响
抗肿瘤(细胞抑制)药	骨髓抑制、免疫细胞受损、黏膜溃疡
大手术、脾切除	体液免疫受损
放射线疗法	免疫细胞和黏膜遭破坏
糖皮质激素	抑制中性粒细胞功能,抑制细胞免疫
侵袭性操作	破坏皮肤黏膜屏障
肾透析	免疫球蛋白减少
麻醉、镇静	咳嗽、纤毛摆动等自然防御功能削弱
抗菌药物、制酸剂	菌群失调症、外来菌(耐药菌、真菌、平素无害菌)定植

医源性因素中最具普遍意义的是一些诊治操作破坏皮肤黏膜屏障,给细菌侵入机体开放了"门户",如留置导尿管、气管切开或插管、静脉插管、动脉导管、透析疗法以及化疗和放疗等。当抗感染防御功能减退时,常在菌群中的细菌较易侵入机体。

3. 应用广谱抗菌药物

不合理应用抗菌药物是导致严重菌群失调的主要的医源性因素。使用抗菌药物不仅使病原菌减少,尚可使常在菌群中的某些细菌减少,而使另外一种细菌占优势,或者因定植抗力降低,医疗环境中的耐药菌在病人黏膜腔内异常增殖。这种菌群交替可导致新的病原菌感染,称为菌交替症。菌交替症和反复感染进一步使宿主体质下降,感染病灶复杂化,弱毒菌或平素无害菌由一般细菌取代,终于发展到难治性耐药菌感染的地步。此时抗感染治疗相当困难,感染成为致死的直接因素,甚至刚有点感染临床迹象就迅速死亡。

三、特定的医院环境

医院感染在当前世界各国医院中仍是个十分严重的问题,虽然采取了各种预防措施,其发生率仍然为 5% 左右。其原因是在医院这个特定环境中,消灭医院感染存在几个方面的困难:① 病原微生物广泛存在,病人、医护人员以及周围环境都有感染源。② 免疫虚损宿主多,如新生儿、老年人以及患有营养不良、糖尿病、癌症和血液系恶性疾病的病人。随着诊治技术的发展,即使"不治之症"患者也得以延长生命,所以易感宿主增加;另一方面一些诊治技术应用于病人,又降低了病人抗感染抵抗力。③ 医院成为传播感染场所的可能因素很多,例如建筑设计和环境卫生设施欠妥,医院内器械设备易被病原微生物污染等。④ 抗感染过程中使用的抗生素有促进细菌变异和产生耐药性的诱导作用。与外界社会不同,尽管医院卫生状态可做到清洁明亮,但医院仍然是耐药菌高度集中的场所。

第二节　医院感染病例诊断定义及判断标准

一、医院感染定义

医院感染(hospital acquired infection,HAI)是指住院病人在医院内获得的感染,包括在住院期间发生的感染和在医院内获得、出院后发生的感染,但不包括入院前已开始或入院时已存在的感染。医院工作人员在医院内获得的感染也属医院感染。

(一)出现下列情况应判定为医院感染

1. 有明确潜伏期的感染,自入院至发病的时间超过其平均潜伏期的感染。

2. 无明确潜伏期的感染,入院第三个日历日以后(入院当日为第一个日历日)发生的感染。

3. 上次住院期间获得的感染。

4. 在原有感染部位的基础上出现新的部位的感染(应排除脓毒血症的迁徙病灶及原有感染的并发症)。

5. 同一感染部位在已知病原体的基础上,14 d 后再次分离到新的病原体,并且排除污染、定植或混合感染者。

6. 新生儿经产道获得的感染。

7. 符合不同部位医院感染判定标准的感染。

8. 医务人员在医院期间因工作获得的感染应判定为医院感染。

(二)下列情况不属于医院感染

1. 入院时已经存在感染的自然扩散,除非病原体或临床表现强烈提示发生了新的感染。

2. 新生儿经胎盘获得的感染(如单纯疱疹病毒、风疹病毒、巨细胞病毒、梅毒螺旋体、弓形虫等感染)并在出生后 48 h 内出现临床表现等证据。

3. 潜伏感染的激活,如由于机体免疫功能降低所致潜伏感染病原体激活所致的水痘-带状疱疹感染、单纯疱疹病毒感染、结核等。

4. 定植。

5. 非感染性炎症,如机械损伤、物理、化学因子和免疫异常所致炎症。

医院感染按临床诊断报告,力求做出病原学诊断。

二、主要感染类型判断标准

(一)呼吸机相关性肺炎

呼吸机相关性肺炎(ventilator-associated pneumonia,VAP),气管插管或气管切开患者在接受机械通气 48 h 后发生的肺炎,撤机、拔管 48 h 内出现的肺炎仍属 VAP。

据现有的研究证据,VAP 的诊断主要依据临床表现、影像学改变和病原学诊断。近年来,一些与感染相关的生物标志物可提高临床对感染的识别,其对 VAP 的诊断意义值得关注。

1. 临床诊断

(1)胸部 X 线或 CT 可见新出现的或进展性的浸润影、实变影或磨玻璃影。

(2)加上下列 3 种临床症候中的 2 种或以上,可建立临床诊断:① 发热,体温 $>38℃$ 或 $<36℃$;② 外周血白细胞计数 $>10×10^9/L$ 或 $<4×10^9/L$;③ 气管支气管内出现脓性分泌物。需除外肺水肿、急性呼吸窘迫综合征、肺结核、肺栓塞等疾病。

2. 微生物学诊断

在临床诊断的基础上,若同时满足以下任一项,可作为确定致病菌的依据。

(1) 合格的下呼吸道分泌物(中性粒细胞数>25 个/低倍镜视野,上皮细胞数<10 个/低倍镜视野,或二者比值>2.5∶1)、经支气管镜防污染毛刷(PSB)、支气管肺泡灌洗液(BALF)、肺组织或无菌体液培养出病原菌,且与临床表现相符。

(2) 肺组织标本病理学、细胞病理学或直接镜检见到真菌并有组织损害的相关证据。

(3) 非典型病原体或病毒的血清 IgM 抗体由阴转阳或急性期和恢复期双份血清特异性 IgG 抗体滴度呈 4 倍或 4 倍以上变化。处于呼吸道病毒流行期间且有流行病学接触史,呼吸道分泌物相应病毒抗原、核酸检测或病毒培养阳性。

(二)导管相关性血流感染

导管相关血流感染(catheter related blood stream infection,CRBSI)是指带有血管内导管或者拔除血管内导管 48 h 内的患者出现菌血症或真菌血症,并伴有发热(>38 ℃)、寒战或低血压等感染表现,除血管导管外没有其他明确的感染源。

诊断 CRBSI 的依据除有血流感染的临床表现外,尚有:

(1) 导管插入部位存在感染征象。

(2) 缺乏引起血流感染的原发病灶,如肺炎、尿路感染、外科伤感染或腹腔感染等。

(3) 自外周静脉血和导管尖端培养出相同病原体;或留自导管中心部和外周静脉的双份血标本分离出相同病原体,并符合 CRBSI 血培养定量标准或血培养报警时间差异;另外,两份导管内腔血标本定量培养,首个内腔内的菌落数至少应该是第二内腔的 3 倍,应考虑为 CRBSI 可能。

(4) 对于定量血培养,从导管接口部位留取血标本培养,菌落数需至少是外周静脉血培养的 3 倍,可诊断为 CRBSI。

(5) 依据血培养报警时间差异,留自导管接口部位的血标本培养较外周静脉血标本提前至少 2 h 检测到细菌,可诊断为 CRBSI。

(6) 拔除导管后热退。

(三)导尿管相关尿路感染

导尿管相关尿路感染(catheter-associated urinary tract infection,CAUTI),主要是指患者留置导尿管后,或者拔除导尿管 48 h 内发生的泌尿系统感染。

1. 临床诊断

患者出现尿频、尿急、尿痛等尿路刺激症状,或者有下腹触痛、肾区叩痛,伴有或不伴有发热,并且尿检白细胞男性≥5 个/高倍视野,女性≥10 个/高倍视野,插导尿管者应当结合尿培养。

2. 病原学诊断

在临床诊断的基础上,符合以下条件之一:

(1) 清洁中段尿或者导尿留取尿液(非留置导尿)培养革兰阳性球菌菌落数≥10^4 cfu/ml、革兰阴性杆菌菌落数≥10^5 cfu/ml。

(2) 耻骨联合上膀胱穿刺留取尿液培养的细菌菌落数≥10^3 cfu/ml。

(3) 新鲜尿液标本经离心应用相差显微镜检查,在每 30 个视野中有半数视野见到细菌。

(4) 经手术、病理学或者影像学检查,有尿路感染证据的。

患者虽然没有症状,但在 1 周内有内镜检查或导尿管置入,尿液培养革兰阳性球菌菌落数≥10^4 cfu/ml、革兰阴性杆菌菌落数≥10^5 cfu/ml,应当诊断为无症状性菌尿症。

(四) 手术部位

外科手术部位感染(surgical site infection, SSI),分为切口浅部组织感染、切口深部组织感染、器官/腔隙感染。

1. 切口浅部组织感染

手术后 30 天以内发生的仅累及切口皮肤或者皮下组织的感染,并符合下列条件之一:

(1) 切口浅部组织有化脓性液体。

(2) 从切口浅部组织的液体或者组织中培养出病原体。

(3) 具有感染的症状或者体征,包括局部发红、肿胀、发热、疼痛和触痛,外科医师开放的切口浅层组织。

下列情形不属于切口浅部组织感染:

(1) 针眼处脓点(仅限于缝线通过处的轻微炎症和少许分泌物)。

(2) 外阴切开术或包皮环切术部位或肛门周围手术部位感染。

(3) 感染的烧伤创面,及溶痂的Ⅱ、Ⅲ度烧伤创面。

2. 切口深部组织感染

无植入物者手术后 30 天以内、有植入物者手术后 1 年以内发生的累及深部软组织(如筋膜和肌层)的感染,并符合下列条件之一:

(1) 从切口深部引流或穿刺出脓液,但脓液不是来自器官/腔隙部分。

(2) 切口深部组织自行裂开或者由外科医师开放的切口。同时,患者具有感染的症状或者体征,包括局部发热、肿胀及疼痛。

(3) 经直接检查、再次手术探查、病理学或者影像学检查,发现切口深部组织脓肿或者其他感染证据。

同时累及切口浅部组织和深部组织的感染归为切口深部组织感染；经切口引流所致器官/腔隙感染，无须再次手术归为深部组织感染。

3. 器官/腔隙感染

无植入物者手术后 30 天以内、有植入物者手术后 1 年以内发生的累及术中解剖部位（如器官或者腔隙）的感染，并符合下列条件之一：

（1）器官或者腔隙穿刺引流或穿刺出脓液。

（2）从器官或者腔隙的分泌物或组织中培养分离出致病菌。

（3）经直接检查、再次手术、病理学或者影像学检查，发现器官、腔隙脓肿，或者其他器官、腔隙感染的证据。

第三节　医院感染暴发调查

一、相关定义

1. 医院感染暴发

在医疗机构或其科室的患者中，短时间内发生 3 例以上同种同源感染病例的现象，称为医院感染暴发（healthcare acquired infection outbreak）。

2. 疑似医院感染暴发

在医疗机构或其科室的患者中，短时间内出现 3 例以上临床症候群相似、怀疑有共同感染源的感染病例的现象，或者 3 例以上怀疑有共同感染源或共同感染途径的感染病例的现象，称为疑似医院感染暴发（suspected outbreak of healthcare acquired infection）。

二、医院感染暴发的预警

1. 微生物室

发现以下情形时，应立即报告医院感染管理部门：① 检出异常耐药模式，② 甲类传染病或依照甲类传染病管理的乙类传染病病原体，③ 新的或罕见病原体，④ 某类病原体的数量异常增多。

2. 临床科室

发现某种感染病例聚集，应 24 h 内报告医院感染管理部门；发现以下情形时，应立即电话报告医院感染管理部门。① 特殊病原体或者新发病原体的医院感染事件；② 聚集性、难治性手术部位或注射部位感染时；③ 由于医院感染直接导致患者死亡；④ 由于医院感染导致患者出现人身损害后果；⑤ 短期内发生临床症状相似并怀疑有共同感染源，或怀疑有共同感染源或感染途径的 3 例及以上医院感染；⑥ 发生传染病病原体交叉传播导致的医院感染；

⑦ 临床使用的消毒药械和一次性使用医疗器械、器具出现异常;⑧ 收治甲类传染病或依照甲类传染病管理的乙类传染病患者;⑨ 发生可能造成重大公共影响或者严重后果的医院感染事件。

3. 感染管理部门

通过感染管理监测发现:① 某一部门或者病区医院感染呈现显著增多的现象;② 某一病区或者部门临床症状出现聚集,例如发热、腹泻病例显著增加;③ 疾病质量控制指标,如医院感染发病率、多重耐药菌发现率、器械相关感染率等显著改变。

三、医院感染暴发调查步骤

1. 前期准备。应该通知相应的部门、人员和医院行政部门参与。合作与咨询:预估可能需要的合作,提前进行了解和咨询。对一些重要的问题,如实验室(同源鉴定的方法和能力)检测、标本采集(血清标本、环境标本)、法律问题消毒产品与医疗器械问题,向有关部门或者专业人士咨询。调查开始前、甚至工作组到达现场前,如果有公众咨询和媒体关注,让行政管理者、宣传部门人来处理。初步了解现场基本信息,包括发病地点、发病人数、发病人群特征、起始及持续时间、可疑感染源、可疑感染病原体、可疑传播方式或途径、事件严重程度等,做好调查人员及物资准备。与临床医务人员、部门负责人、微生物科主任、行政领导等开展交流和讨论。

2. 证实暴发是否存在。计算怀疑流行阶段的感染发病率,并与流行前基线的发病率比较,如果升高具有显著性意义($P<0.05$),确认医院感染暴发存在。增加的病例必须通过详细检查并搜索临床和微生物学的记录。详细列表:患者详细资料,如地点、时间及感染的详细信息。注意信息提示(来源:前瞻性监测系统、实验室报告和记录医院职工),如某部门或特定部位如手术切口发生感染增加,或某种病原体引起数例感染,应怀疑感染暴发的可能。某些特殊病原体引起的感染如军团菌肺炎、链球菌切口感染或沙门菌肠炎,即使仅 1 例,也应考虑医院感染暴发的可能。遵循"边救治、边调查、边控制、妥善处置"的基本原则,分析感染源、感染途径,及时采取有效的控制措施,积极实施医疗救治,控制传染源,切断传播途径,根据事件危害程度果断采取措施等。

3. 核实诊断。目的是确认诊断正确,排除诊断错误和实验错误。方法:审核临床表现、实验室结果与流行病学资料,频数分布用于描述疾病谱的特征,核实诊断和建立病例定义,访谈部分病人,以获取详细的临床资料。

4. 制定病例定义、搜索病例。明确病例定义,确定某一时间段、某一地点、某一类患者体内明确分离到某种病原体,或无明确病原体,但有相似的临床症候群。必要时可参考影像学或检验资料,不应包括所研究的暴露和危险因素。搜索病例,寻找病例,根据病例定义进行识别和分类,按不同类别计数。所有的患者必须满足定义要求(需要着重考虑对象:患者、医院职工、陪客或来访者,时间段,症状、体征、微生物检验等依据)。

5. 描述三间分布特征并绘制流行曲线,了解传染形式。明确感染的存在,了解医院感染传播方式,了解感染暴发流行的起始时间。制定数据分析,确定如年龄、性别、各种危险因素、潜在疾病等。

6. 结合文献和初步调查结果,形成假设。应充分考虑传染源、传播方式、危险因素,针对可疑的微生物的流行病学特点开展微生物学调查,包括:① 患者微生物培养;② 菌株流行病学分型,以确定克隆的相关性。

7. 通过分析流行病学研究方法(如病例对照研究、队列研究)及微生物学、分子流行病学证明研究假设。

8. 采用具体的措施确定暴发,消除传染源,切断传播途径。让部门医务人员参与制定政策;如果可能,干预措施应该让医务人员自动执行。

9. 进一步监测病例,并监测控制方法的有效性。如控制措施无效,可能的原因是采取的措施不能阻断传播途径、感染的病原体有多个来源、医务人员认识不足、没有执行措施。

10. 向有关人员和医院感染管理委员会报告。如书面报告(写明暴发范围、调查结果、控制措施、控制效果等)、口头报告等。

第四节 案例分析

2015 年 7 月 8 日某院肾内科护士长向感染管理办公室报告,近期病区腹膜透析患者手术后连续出现几例发热患者,3 个男性,1 个女性,疑似感染聚集性病例。感染管理部门负责人立即派人到肾科进行指导,开展流行病学调查,处置。

【病例定义】

(1)核实诊断。通过查阅联络病区核实情况并查询电子病历,发现患者王某 7 月 2 日晚间有低热,体温 37.8 ℃;褚某 7 月 2 日下午出现发热,体温达37.6 ℃;李某 7 月 3 日体温 37.6 ℃;王某某 7 月 7 日出现发热,体温最高达37.5 ℃。

(2)感染病例定义。腹膜透析置管术后 48 h 内出现透出液浑浊、腹膜炎症状、透出液培养阳性和/或革兰染色查见菌体。

(3)医院感染暴发和医院感染聚集定义。参考《医院感染暴发控制指南》

WS/T524—2016 拟定"医院感染暴发"定义:在医疗机构或其科室的患者中,短时间内发生 3 例以上同种同源感染病例的现象。"医院感染聚集"定义:在医疗机构或其科室的患者中,短时间内发生医院感染病例增多,并超过历年散发发病率水平的现象。

【流行病学调查】

某院肾科病区 4 名患者于 7 月 1 日～6 日间行腹膜透析置管术后 1～2 日内出现发热。4 名患者中男性 3 名,女性 1 名,年龄 46～69 岁,原始疾病诊断均有肾衰竭,符合腹膜透析指征。4 名患者出现发热后,其中对 3 名患者腹水进行送检培养,均培养到革兰阳性菌(表皮葡萄球菌 1 株,头状葡萄球菌 2 株)。

表 1.4 4 名患者一般情况表

姓名	性别	年龄	入院日期	入院诊断	手术日期	发热日期	腹水培养
王某	女	46 岁	6 月 22 日	1. 慢性肾衰竭(CKD 5 期), 2. IgA 肾病, 3. 高血压病	7 月 1 日上午 11:00—12:00 腹膜透析置管术	7 月 2 日晚间有低热,体温 37.8 ℃	—
褚某	男	69 岁	6 月 26 日	1. 慢性肾衰竭(CKD 5 期), 2. 糖尿病肾病, 3. 2 型糖尿病, 4. 高血压病, 5. 十二指肠溃疡	7 月 1 日中午 12:30—13:30	7 月 2 日下午出现发热,体温达 37.6 ℃	表皮葡萄球菌
李某	男	53 岁	6 月 25 日	1. 慢性肾衰竭(CKD 5 期), 2. IgA 肾病(FSGS), 3. 高血压病	7 月 1 日下午	7 月 3 日, 37.6 ℃	头状葡萄球菌
王某某	男	57 岁	6 月 24 日	1. 慢性肾衰竭(CKD 5 期), 2. 2 型糖尿病, 3. 高血压病 3 级极高危, 4. 腔隙性脑梗死, 5. 小儿麻痹症	7 月 6 日下午 16:20—17:30	7 月 7 日出现发热,体温最高达 37.5 ℃	三次培养结果均为头状葡萄球菌

某院肾科病区短时间内(一周之内)发生 3 例及以上腹膜透析医院感染病例。但因为病原体不同,并且病原体药敏差异较大。尚不能完全认同是同种同源。故而只符合本报告中的"医院感染聚集"定义。

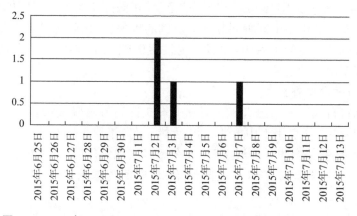

图 1.1　2015 年 6 月 25 日—2015 年 7 月 13 日腹膜透析术后发热人数

【感染暴发原因分析】

对消毒供应中心物品的转运、清洗、消毒、灭菌效果进行追溯,核查记录,查看物理和化学参数,明确消毒供应中心无问题。则从感染可能产生于腹膜透析置管前、中、后三个阶段入手,考虑可能的原因:

(1)腹膜透析置管前:患者术前准备措施未发生改变,手术环境未发生改变,患者手术前未预防性使用抗菌药物。

(2)腹膜透析置管中:术者均为同一个医师,但助手存在更换现象,并且助手无菌操作培训不足。置管时用的钢尺在使用过程中可能存在污染问题,形成了生物膜,常规的清洗消毒方法不能完全杀灭病原体。

(3)腹膜透析置管后:腹膜透析室提供的透析液体可能存在污染,或者透析室存放透析液袋的孵箱存在污染问题,对标本进行采样,结果均为阴性。

【防控措施和效果评价】

(1)防控措施:在事情发生后,紧急召开肾科、感染管理办公室部门协调会议,讨论制定干预方案:手卫生和无菌操作是关键。加强手术医生、护士外科手卫生,严格执行 7 步洗手法,并保证每一个步都达到国家标准规定的 15 s 消毒时间。加强无菌操作技术,再次培训和强化,务必人人过关。更换腹膜透析术用钢尺。对钢尺进行手术跟台采样,仅仅有一次培养到凝固酶阴性葡萄球菌,凝固酶葡萄球菌为常见皮肤定植菌和环境污染菌,当然也不排除在特定条件下成为致病菌的可能。所以也更换了钢尺,并送消毒供应中心清洗消毒灭菌合格后使用。加强对腹膜透析室的环境清洁消毒,用含氯消毒剂(或清洁消毒湿巾)进行物体消毒。

(2)后续跟踪:采取以上适当措施后,未再发生类似腹膜透析医院感染聚集事件。

【小结】

　　肾内科的患者通常伴有基础疾病,如肾功能异常、糖尿病等,故而更容易发生医院感染。腹膜透析感染在某院极少发生聚集性病例。问题的暴露说明了推荐的感染防控措施在执行中可能出现了漏洞。针对切断传播途径,阻断传染源,拟定了一系列关键措施,干预后随访并未发现感染病例再次出现。提示感染防控的依从性、标准预防、手卫生、环境清洁等丝毫不能松懈。同时,还要加强临床科室和感染管理部门的沟通协调,及时发现问题,控制风险。

参考文献

[1] 中华医学会呼吸病学感染学组.中国成人医院获得性肺炎与呼吸机相关性肺炎诊断和治疗指南(2018年版)[J].中华结核和呼吸杂志,2018,41(4):255-280.

[2] 医院感染病例判定:通用原则(2017报批稿)[Z].北京:中华人民共和国国家卫生和计划生育委员会,2017.

[3] 外科手术部位感染预防与控制技术指南(试行)[Z].北京:中华人民共和国卫生部,2010.

[4] 导管相关血流感染预防与控制技术指南(试行)[Z].北京:中华人民共和国卫生部,2010.

[5] 导尿管相关尿路感染预防与控制技术指南(试行)[Z].北京:中华人民共和国卫生部,2010.

[6] 周庭银,倪语星,王明贵,等.血流感染实验室诊断与临床诊疗[M].上海:上海科学技术出版社,2014:210.

第二章 医院感染病原菌与抗菌药物

第一节 微生物与感染

一、医院感染的概念与微生物的发现

对医院感染最初朦胧的认识起源于 18 世纪匈牙利医生伊格纳兹·塞麦尔维斯(Ignaz P. Semmelweis)。他在观察产褥热时提出,引发产褥热的根本原因是医生和医学生手上所携带的"感染性物质"。虽然他的观点遭到了当时医学权威强烈的集体反对,虽然当时的他并不清楚这些感染性物质究竟是什么,但这些丝毫都没影响到他在手术中创立并引入了手卫生实践。19 世纪,法国微生物学家路易斯·巴斯德(Louis Pasteur)通过显微镜发现了微生物,并发明了低温杀菌的巴氏消毒法。英国李斯特(Joseph Lister)医生首次用苯酚清洗伤口、敷料和器械,提出了消毒的概念。随之而来,产生了无菌技术,进入了蒸汽消毒灭菌时代。

我国首次给出的明确的、权威的医院感染定义是:住院病人在医院内获得的感染,包括在住院期间发生的感染和在医院内获得、出院后发生的感染,但不包括入院前已开始或者入院时已处于潜伏期的感染。医院工作人员在医院内获得的感染也属医院感染。

医院感染既是公共卫生问题,也是严重的临床问题。随着医疗技术的进步,特别是纷繁复杂的新技术、新疗法在给患者带来新选择的同时也给医院感染带来了新的挑战:各种置管、侵袭性操作、外来器械、机器人手术数量日益攀升,大量介入或创伤性诊疗技术普遍应用;肿瘤放化疗、抗菌药物、糖皮质激素和免疫抑制剂应用日益广泛;医院感染高风险人群(低龄/低体重/辅助生育、老年患者、肿瘤患者、器官移植患者)增加;新发、再发传染病(如多重耐药 TB、SARS、H7N9、EBOLA、MRES 等)不断出现;抗菌药物不合理使用导致多重耐药菌医院感染风险增加等等。这些因素使得医院感染问题日益突出。

二、正常人体常见微生物

由于人的年龄、性别、免疫状态、基础疾病等的差异,几乎所有的病原体

都可以引起医院感染。1985 年瑞典微生物学家就指出,一个健康成人全身寄居的微生物总质量约有 1.3 kg,与人的大脑质量相当,有上万种不同的类型,主要为细菌。其中眼中 1 g、鼻中 10 g、口腔中 20 g、上呼吸道中 20 g、阴道中 20 g、皮肤中 200 g、胃肠道中 1 000 g。从数量上而言,一个健康成人大约由 10^{13} 个动物细胞组成,而人体表面和腔道却定植 10^{14} 个原核细胞细菌。因此,在人体全部细胞中,细菌占 90%,人体自身细胞仅占 10%。从基因组数量而言,人类基因组有大约 2.3 万个基因,而这些与我们共生的微生物有大约 200 万个独特的基因。换言之,人体内 99% 的基因是细菌的,属于人类的只有 1%。我们体内的微生物不只是乘客,它们有活跃的代谢功能:它们体内的酶可以催化产生铵根离子、乙酸、二氧化碳、甲烷或者氢气等,它们也制造了许多对人体有益的复杂产物,例如维生素 K。

正常微生物群分原籍菌和外籍菌。原籍菌又称固有菌群或常住菌群,以厌氧菌和兼性厌氧菌为主。原籍菌群定植在其生境的上皮细胞表面上,并保持终生;宿主对其无免疫反应或低免疫反应。外籍菌又称过路菌,一般不易在上皮细胞表面成功定植或只暂时定植;外籍菌群很易引起其宿主产生抗体或致敏宿主免疫活性细胞。

表 2.1　正常人体各部位常见微生物

身体部位	常见微生物
皮肤	葡萄球菌、丙酸杆菌属、消化球菌属、消化链球菌属、铜绿假单胞菌、大肠杆菌、酵母菌等
口腔	葡萄球菌、产黑素类杆菌、梭形杆菌、链球菌、螺旋体、放线菌、弧菌、乳酸杆菌、双歧杆菌、白色念珠菌、大肠杆菌等
眼结膜	葡萄球菌、结膜干燥杆菌等
鼻咽腔	葡萄球菌、链球菌、奈瑟菌、流感杆菌、类白喉杆菌、乳酸杆菌、腺病毒、真菌、支原体等
外耳道	葡萄球菌、铜绿假单胞菌等
胃肠道	类杆菌、双歧杆菌、大肠杆菌、棒状杆菌、梭状芽孢杆菌、产气杆菌、变形杆菌、真杆菌、消化球菌、消化链球菌、乳酸杆菌、韦荣球菌、白色念珠菌、腺病毒、小 RNA 病毒等
阴道	乳酸杆菌、类杆菌、大肠杆菌、葡萄球菌、消化球菌、消化链球菌、弧菌、丙酸杆菌、白色念珠菌等
尿道口	葡萄球菌、非致病抗酸菌、大肠杆菌、白色念珠菌等

人体由 30 万亿个左右的细胞组成,但是却容纳了超过 100 万亿个细菌与真菌细胞,这些微生物朋友们与我们协同演化。人体内 70%～90% 的细胞都不是人类细胞,而是微生物细胞。微生物几乎寄居于人体的每一寸肌肤和每一个器官,如口、鼻、耳、食管、胃、肠道和女性阴道等。因此,有学者认为微生态系统是与呼吸、循环等系统并列的人体最大的系统。但人类直到近些年才逐渐认识到它对健康的重要性。这一"系统"最奇特的地方在于它似乎并不属于我们的身体。它的基因与人类基因不同,它的细胞也并非来源于人类细胞。这些微生物群系不像心脏或者大脑那样,从胚胎时期就开始发育,它们的发育过程始于分娩开始的那一刻。目前认为,胎儿在母体子宫内时是没有细菌的,但随着分娩的进行,就被数以万亿计的细菌占领了。对微生物而言,从零增长到万亿只需要很短的时间。在人出生之后的头三年内,微生物陆陆续续地入住人体,从起初的拓荒者到后来的乔迁客,微生物的"移民"是一个井然有序的过程。最终,几乎身体的每一个角落都会有独特的菌群栖息,胳膊与脚趾缝里是完全不同的种类,胳膊上的细菌、真菌、病毒与口腔或者结肠里的微生物也完全不同。皮肤是一个巨大的生态系统,约有 2 m^2 的平面、褶皱、导管和罅隙。如果用显微镜观察,这些看似光滑的皮肤可能更接近于月球的表面,到处是环形山与沟壑。何种微生物在哪块皮肤上栖居取决于该区域是多油(比如面部)、湿润(比如腋窝)还是干燥(比如前臂)。汗腺和毛囊里有独特的微生物。有些细菌靠死去的皮肤细胞为生,有些利用皮肤分泌的油脂维持湿度,还有一些可以抵御入侵的有害细菌或真菌。研究人员发现,健康人的鼻腔内里生活着许多典型的病原体,但是它们却不致病。其中包括臭名昭著的金黄色葡萄球菌,它可以导致疖、鼻窦炎、食物中毒、血流感染,但是它也可以在鼻腔里与人类和平共处。人群中都有三分之一以上的人携带着它们。微生物在人体内最大的聚居地是消化道,这些微生物朋友们在消化道内安居乐业,它们并不希望外来者侵入。如果入侵者试图在肠道中争得一席之地,它们必须首先经过胃酸的严峻考验,大多数外来细菌在此都将被消灭。胃酸是由宿主分泌的,不过它也受到胃里的微生物(比如幽门螺杆菌)的调控。如若入侵者侥幸抵达了肠道,它们还必须找到食物来源以及栖息之所。但是,在本来就"居之不易"的肠道内壁,当地的细菌不会轻易放弃它们千辛万苦挣来的地盘,更不愿意分享食物。因此它们分泌出一些物质,包括抗菌肽或抗生素,来毒杀其他细菌。更常见的情形是:有些入侵的细菌能够找到一小块立足之地,但几天之后就又不见了。事实上,人体内的微生物保持得相当稳定。

三、常见医院感染病原菌及传播方式

随着医学的发展、消毒灭菌技术的广泛应用、抗菌药物的使用、手卫生和医院环境清洁日益受到重视,医院感染的病原谱也发生了变化。抗菌药物广泛应用于临床前主要为革兰氏阳性球菌,例如金黄色葡萄球菌、化脓性链球菌等。随着青霉素类药物的问世,大肠埃希菌、铜绿假单胞菌、鲍曼不动杆菌等革兰氏阴性杆菌所占比例逐渐增高。近年来,随着广谱抗菌药物的大量使用、侵入性诊疗方式日益增多,导致多重耐药菌和条件致病菌在医院感染病原谱中所占比例不断增高。多数情况下,真菌是条件致病菌,可导致免疫受损患者感染,或接受侵入性诊疗操作的患者感染。医院感染真菌主要包括白色念珠菌、曲霉菌、新型隐球菌、放线菌等。

原国家卫计委 2015 年颁布的"医院感染管理质量控制指标"中明确规定,必须上报耐碳青霉烯类肠杆菌科细菌(CRE)、耐甲氧西林金黄色葡萄球菌(MRSA)、耐万古霉素肠球菌(VRE)、耐碳青霉烯鲍曼不动杆菌(CRAba)、耐碳青霉烯铜绿假单胞菌(CRPae)的发现率和检出率。CRE、MRSA、VRE 主要来源于患者自身和医疗保健机构工作人员,或来源于被上述人员的皮屑、体液、分泌物、排泄物污染后的环境;CRAba 和 CRPae 主要来源于医疗环境,是典型的环境菌,当然也有一部分为长期住院患者或辗转于多家医疗机构患者身上的定植菌。医务人员合理使用防护装备,准确选择手卫生时间,正确执行手卫生程序可以有效阻断绝大多数直接接触而造成的医院感染,消毒剂对医务人员手、环境表面、仪器设备表面、医疗器械和地面的使用,对消除医疗环境中潜在的感染来源起到了不可或缺的重要作用。得到了包括美国CDC、食品药品监督管理局(FDA)、德国联邦、法国感染控制等政府组织和权威机构的医院感染控制专家的一致认可和推荐,作为医院感染综合预防必备的措施。

医院感染可分为外源性感染和内源性感染。外源性感染又称交叉感染,外源性感染的感染因子来自患者自身之外,如医护人员、探视者、医院环境或医疗设备,可预防和控制。内源性感染的感染因子来自患者自体,如皮肤、鼻腔、口腔、胃肠道或泌尿生殖道等部位的正常菌群或条件致病菌致病,可以由寄居部位改变或二重感染导致,难防,难控,难早期发现。

医院感染的传播方式主要为:空气传播、飞沫传播、接触传播。

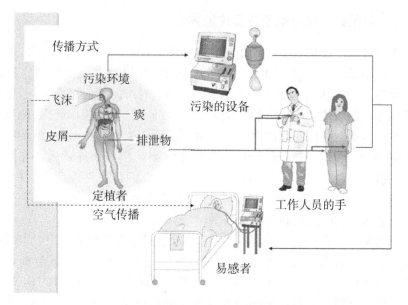

图 2.1 医院感染的传播方式和传播途径

传播途径可通过人、物和生物媒介。医生、护士、护工、探视者、患者自身都可以是病原携带者。各种感染的传染期存在差异,可以在潜伏期、疾病早期或临床治愈后仍为携带者,如乙型肝炎、伤寒等。"伤寒玛丽"就是最著名的例子。主要指的是被污染的食物、水、空气、医院环境和物体表面。病原体存在于不同的医院环境中。如大肠埃希菌、铜绿假单胞菌、肺炎克雷伯菌等易于在潮湿环境中生存;葡萄球菌、链球菌、不动杆菌、分枝杆菌等更耐干燥,可经空气或尘埃粒子传播。必须消除环境污染储菌库才能控制此类感染的传播。生物媒介是指可携带病原菌的生物,医疗保健机构常见的有鼠、蚊、蝇、蚤等。

四、医院感染的预防与感染微生态学

医院感染的预防与其他感染性疾病一样,主要措施包括:去除感染源、切断传播途径、保护易感人群。但这些措施只能防控外源性感染,对内源性感染的作用就很微弱了。目前而言,微生态学是与内源性感染联系最密切的学科,近些年,还建立了感染微生态学理论。

微生态学是研究人类、动物和植物与自身定居的正常微生物群相互依赖、相互制约的客观关系的科学,是研究正常微生物群的结构、功能以及与其宿主相互关系的科学。人体微生态学以人体共生微生物数量、种类、基因组及其与人体生理、病理机制相关性为主要研究领域。人体共生微生物数量

是人的体细胞数量的 10 倍,基因数量约为人类的 150 倍,正常情况下主要分布在人体的胃肠道、口腔、呼吸道、泌尿生殖道及皮肤等部位。这些特定部位的正常微生物群形成机体的生物屏障,对外袭性致病性微生物起拮抗作用。

人体正常微生物群的作用:① 保持菌群之间的相互制约而维持人体微生态平衡,且能阻止和干扰外来微生物在人体定植或入侵。② 菌群的细胞成分和代谢产物如内毒素能激发宿主防御机制,在实验中,无菌动物难以生存即是证明。③ 有些正常菌群成员与致病菌及外籍菌有共同抗原,故可提高宿主对后两者的免疫水平。④ 正常微生物中的部分菌能在肠内合成一些维生素、抗菌物质和细菌素,细菌素具有排除种内细菌的能力。动物实验发现正常肠道菌群对外来病原有一定程度的拮抗作用,如以鼠伤寒杆菌攻击正常小鼠,需 10^4 个活菌才能使其致死;若先给予口服链霉素抑制正常菌群,则 10 个活菌就可引起小鼠死亡。各种原因,尤其在抗生素治疗期间发生的肠道菌群失调,均可导致细菌易位扩散,如甲硝唑可显著增加肠道大肠埃希菌易位到局部淋巴结的发生率,引起肠道外的感染(脓毒血症、肺部感染、腹腔感染等);动物实验发现在肠道缺血再灌注时经常发生细菌易位,发生肠道易位的细菌数量依次为大肠埃希菌、变形杆菌、凝固酶阴性葡萄球菌和肠球菌。临床研究发现的有菌血症、脓毒血症、全身炎症反应综合征或多器官功能不全综合征(MODS)等,但无法找到明确的初始感染灶的患者中,肠道细菌和各种毒素易位是感染形成和发展原因。

人体的正常微生物群并非由地球上的某些微生物随随便便地组合而成。事实上,每一种生物与它体内携带的微生物都在协同演化,后者执行着多种多样的代谢与保护功能。对无菌动物和悉生动物的研究同样发现,人类的免疫、生化指标均与正常菌群特别与肠道菌群密切相关。体外实验发现,肠道正常菌群如双歧杆菌可通过磷壁酸与肠上皮细胞表面受体结合、粘附并占据肠上皮细胞表面空间,形成菌膜屏障,从而抑制肠道内及外源性潜在致病菌对肠上皮的粘附、定植;另外,肠道内双歧杆菌、乳酸杆菌等生理有益菌还具有多种生物拮抗功能,如通过营养争夺,产生各种有机酸降低肠道局部 pH、产生具有广谱抗菌作用的物质如防御素、细菌素、过氧化氢、抗菌肽以及亲脂分子等,对肠道内的潜在致病菌起抑制或杀灭作用。它还可以刺激干扰素产生,促进肠道内 SIgA 和其他免疫球蛋白分泌,增加肠道局部免疫力等。最近研究认为,它还可以抑制毒素和受体相互作用的蛋白,从而间接起到抗病原菌定植作用。因此,机体在病原体暴露后是否感染以及感染后的发展不仅取决于病原微生物对机体的侵袭力、产生的毒素等因素,还取决于机体的正常微生物平衡状态。

正常的微生态平衡有微生物因素也有宿主因素,微生物因素主要为:① 定位:定位是指生态空间的确定。不同微生物在人体不同部位定居,对正常微生物群的检查,首先要确定其检查位置,同一种菌在原位是原籍菌,在异位就是外籍菌,两者在生物学上是相同,但在生态学上则不同。原籍菌对宿主有利,外籍菌可能有害。如定居肠道的大肠杆菌没有尿素酶,当定植到尿道时就产生尿素酶。② 定性:定性是指微生物群落中各种群的分离与鉴定,就是确定种群的种类。定性检查应包括微生物群落中所有成员,如原虫、细菌、真菌、支原体、衣原体、病毒等等。③ 定量:定量是指局部环境内的总菌数和各种群的活菌数。如呼吸道有少量大肠杆菌定居不足为奇,若其成优势菌则生态失衡,可致病。大肠杆菌在肠道内一般每克内容物中不超过 10^8 个,若超过这个界限,即使在原位也可致病。优势菌是决定生态平衡的核心,在肠道厌氧菌是优势菌,优势下降或消失即导致生态平衡的破坏。宿主因素一方面表现为微生态平衡的生理波动,如:不同年龄阶段人的肠道微生物群存在着有规律的动态变化;不同生理状态下,如人类在哺乳、断乳、出牙、换牙、妊娠和分娩期都有正常微生物群的变化。另一方面表现为宿主的生理功能与病理变化对正常微生物的影响,如疫苗、感染、辐射、手术、慢性病均可导致生态失调。

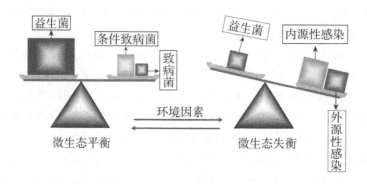

原因:微生物因素(定位、定性、定量)
　　　宿主因素(年龄、生理功能、病理变化)
辩证关系:肠道益生菌在数量上处于绝对优势地位,
　　　　　是维持人体微生态平衡的前提和基础。

图2.2　微生态平衡与失衡的辩证关系

即使是那些通常不致病的微生物也可能演化出很强的毒性,甚至在短时间内杀死强健的个体。我们大部分人的肠道里都携带着大肠埃希菌,大多数大肠埃希菌是无害的。但 2011 年,德国暴发了一场因食用受污染的豆芽导致

4 000 多人被大肠埃希菌感染的事件,其中 800 多人的肾脏因此受到了严重的、甚至终身性的损伤,并有 50 人死亡。目前已知的人类病原体超过 1 400 种,它们对人类危害的严重程度有高有低。引起斑点热的立克次体属于高危病原体,而引起慢性肺炎的微生物属于低危病原体。一个身体差的人可能会因为这样的微生物而生病,而一个健康人可能安然无恙。

从根本上讲,所有引起人类传染性疾病的微生物都是由动物传染给我们的,比如我们的灵长类表亲、驯养的动物,以及其他更加危险的传染源,例如野生动物。有些病原体在很久之前就从动物"跃迁"到人身上了,但这一切太过久远,以至于我们难以确定它们的起源。但是对于有些疾病,我们可以很容易地溯源:跳蚤来自啮齿动物,狂犬病毒来自蝙蝠,流感来自鸟类,莱姆病来自啮齿动物或者蜱虫。最危险的一些病原体要数最近出现的一些超级病毒:埃博拉病毒、SARS 病毒、汉坦病毒、马尔堡病毒、猪流感病毒及禽流感病毒。鉴于人类能通过多种方式接触到动物,彻底灭掉这些病原体实际上是不可能的。若是还有中间宿主,情况将变得更为复杂,比如蚊子携带疟原虫促进了疟疾的传播。一些最为成功的人类病原体甚至已不再需要当初的动物宿主作为它们的大本营。在演化的某个阶段,天花、脊髓灰质炎、麻疹演化成了人类特异性的病毒(因此这些病原体也容易彻底从人类中清除,天花就是一个典型的例子)。近年来,病原体中的巨无霸——艾滋病,从黑猩猩传染到人之后,在人与人之间通过性行为或者血液传播。一开始人感染艾滋病只是偶然事件,现在,全球有超过 1 亿人感染了它。

有些病毒可以长期潜伏在宿主细胞内,只在一定条件下致病,如疱疹病毒。许多儿童通过呼吸感染了水痘带状疱疹病毒,很快就会发热并出疹子,浑身起水疱。这些疹子几天之后便会消退。两周之后就会痊愈。在绝大多数情况下,出过水痘的儿童一辈子都对水痘带状疱疹病毒免疫。但这种病毒相当狡猾,它可以一直潜伏在脊髓和大脑的神经细胞里,在数十年的时间里维持着这种休眠状态,韬光养晦,无所作为。但一旦免疫系统弱化,镇不住病毒的时候,这些病毒就会重新发作,只不过这一次只发生在身体的某些部位,而不是遍布周身,称之为带状疱疹(herpes zoster)。在数十年里,免疫系统都可以控制住局面,可年纪越长,得带状疱疹的概率越高。当疱疹水疱破裂,病毒扩散到空气里,它就可以再次感染那些从未接触过它们的年幼儿童。这一循环如是往复。通过这种方式,水痘带状疱疹病毒便跳过了整整一代人。即便在一个社区里数十年都没有急性感染的案例,它仍然可能随时"重新复发"并感染上最近出生的一批新人。这种病毒已经完适应了人类,发展出了两次感染人体的机会,第一次通过出水痘的孩子,第二次通过曾经出过水痘而现在患上了带状疱疹的老人。在人类历史的漫长阶段,这种病毒与我们以狩猎和采集为生的祖先在非洲大草原上相伴相生，"传染、休眠、再传染"的循环正是它们采取的最佳策略。这种潜伏机制是动力学平衡状态或自稳性平衡状态的潜伏。不致病是生态平衡，致病是生态失衡，因此也把这一类病毒看作是细胞的正常微生物群。

近些年，*Science* 和 *Nature* 等杂志连续刊载了许多研究成果，肯定了人体微生态在维护人类健康中的重要性，认为人类共生微生物群落是人体内的一个重要"器官"，参与了人体的生理、病理和药理等过程，是人体复杂代谢网络中重要的组成部分。过去由于技术方法局限，很难深入研究人体微生态对健康和感染的影响。随着系统生物学，包括基因组学、转录组学、蛋白质组学、代谢组学技术的发展和人类元基因组计划的开展，人体微生态有望得到更加深入和系统的研究。

传统的感染性疾病认知模式是基于病原学的模式来研究人为什么会感染、感染的表现、感染的发生发展以及预后。但实际情况是，暴露于病原体可能会造成机体感染，也可能不导致感染，即便被感染也不一定必然导致疾病状态。机体是否感染以及感染后的发展不仅取决于病原微生物对机体的侵袭力、产生的毒素等因素，还取决于机体的正常微生物平衡状态。感染的本质是异常微生态学反应的病理效应。传统的感染防治理论难以解决医院感染的全部问题，我们要把微生态学预防内源性医院感染的科学理念纳入日常工作中，从源头上防控医院感染的发生。我们不仅要学习医学微生物学、病原生物学，还要研究"菌群与宿主"的对立统一性，以微生态学理论为指导，认识微生态的平衡，调整微生态的失衡，使人类对外适应外环境，对内适应自身微环境，保持生命与环境的和谐统一。这必将推动微生态学和感染控制学的发展，开创医院感染控制专业的新局面。

第二节　抗菌药物

一、化疗与抗菌药物

引起人类感染的病原主要是细菌、真菌、病毒、支原体、衣原体、立克次体、螺旋体和寄生虫。针对这些微生物和寄生虫所致疾病采取的药物治疗称为化学治疗。随着时间的推移，这一概念所包含的内容也日益广泛，更广为人知的是针对癌细胞所致疾病的抗肿瘤药物治疗，也称之为化学治疗。

需要厘清的几个概念是：化疗药物包括抗微生物药和肿瘤化疗药，抗微生物药包括抗菌药物和抗病毒药，抗菌药包括抗生素、合成/半合成抗菌药。

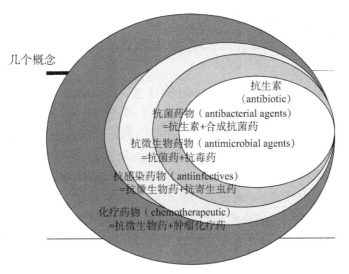

图 2.3　化疗药物、抗感染药物、抗微生物药物、抗菌药物与抗生素

二、抗生素的发现与抗菌药物的主要种类

1928 年,亚历山大·弗莱明偶然发现了青霉素。Florey 等人于 1940 年开始把青霉素作为抗菌药物用于临床。青霉素的问世扭转了人类与细菌作战的局面,被誉为是人类医学史上的一个重大的里程碑,标志着抗生素时代的来临。德国药学家多马克(Domagk)在拜耳公司主持测试合成各种染料药物在对试管里链球菌活性的影响时注意到了百浪多息(一种磺胺类药物)。1932 年,他发现百浪多息动物实验有效,并治愈了自己患严重链球菌败血病的女儿。1935 年,多马克发表了他的这一发现。1952 年,多马克因"发现百浪多息的抗菌效果"获得诺贝尔生理学或医学奖。1943 年,瓦克斯曼(Waksman)"从土壤标本中分离出另一个开创抗生素新纪元的药物——链霉素,也是第一个有效对抗结核病的抗生素"而获得诺贝尔生理学或医学奖。之后,人们又相继发现了氯霉素、四环素等许多重要的抗菌药物。

目前临床应用的主要抗菌药物种类如图 2.4 所示。

抗菌药物的分类

□ β-内酰胺类	□ 甘氨酰胺环素类	□ 噁唑烷酮类
□ 氨基糖苷类	□ 喹诺酮类	□ 多肽类
□ 大环内酯类	□ 磷霉素	□ 磺胺类
□ 林可酰胺类	□ 糖肽类	□ 呋喃类
□ 四环素类	□ 环脂肽类	□ 其他

图 2.4　抗菌药物的主要分类

三、抗菌药物的作用机理

抗菌药物主要通过干扰微生物的生物化学代谢过程影响其功能和结构，一般有以下几种方式：

1. 抑制细胞壁的合成。细菌细胞膜外有一层坚韧的细胞壁，能抵御菌体内强大的渗透压，具有保护和维持菌体正常形态的功能。青霉素类、头孢菌素类、万古霉素、杆菌肽等可分别抑制细菌细胞壁合成过程中的不同环节，使细胞壁合成受限，造成菌体肿胀、变形、破裂而死亡。

2. 影响细菌细胞膜的通透性。细胞膜为一类脂质和蛋白质分子构成的半透膜，它具有物质交换、渗透屏障和合成黏肽的功能。多黏菌素能与细菌细胞膜中的磷脂结合，制霉菌素和两性霉素等能与真菌细胞膜中的类固醇类物质结合。这些药物均能使细胞膜通透性增加，导致菌体内氨基酸、蛋白质等物质外逸，从而发挥杀菌或抑菌作用。

3. 抑制蛋白质的合成。蛋白质的合成场所主要为核蛋白体，抗菌药物对细菌核蛋白体有高度的选择毒性，一般不影响人体核蛋白体内蛋白质的合成。氯霉素、林可霉素、大环内酯类抗菌药物可与细菌核蛋白体 50S 亚基结合，抑制蛋白的合成；四环素类、氨基糖苷类抗菌药物可与 30S 亚基结合，抑制细菌蛋白质的合成。

4. 抑制叶酸代谢。如磺胺类与甲氧苄啶可分别抑制菌体叶酸代谢过程的二氢叶酸合成酶与二氢叶酸还原酶，从而妨碍叶酸代谢，最终影响叶酸合

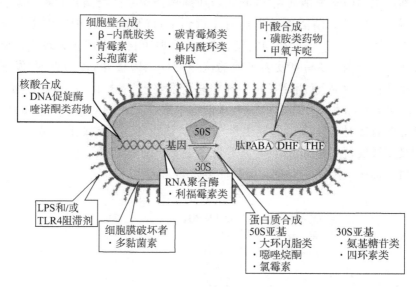

图 2.5　抗菌药物的主要作用机理

成,抑制细菌的生长和繁殖。

5.抑制核酸代谢。如喹诺酮类抗菌药物可抑制 DNA 螺旋酶而抑制细菌 DNA 的合成,利福平能抑制以 DNA 为模板的 RNA 聚合酶。

四、抗菌药物的合理使用

抗菌药物是一把双刃剑。在人类与感染性疾病做斗争的过程中,如果使用得当,可以帮助机体杀灭和抑制病原菌,机体就不易发病,或在发病后能迅速康复;但如果使用不当,也可以使病原体对药物产生耐药性;抗菌药物也可对机体发生不良反应,从而影响疾病康复或给患者带去痛苦。抗菌药物合理应用的基本原则包括:严格掌握应用指征,尽早实施目标性治疗,正确解读临床微生物报告,结合药物 PK/PD 特点制定合适的抗菌方案,规范预防用药等方面。

(一)诊断为细菌性感染者方有指征应用抗菌药物

根据患者的症状、体征、实验室检查结果,诊断为细菌、真菌及其他特殊病原体(如结核分枝杆菌、非结核分枝杆菌、支原体、衣原体、螺旋体、立克次体及部分原虫等)感染者方有指征应用抗菌药物。例如:基层医疗机构常常诊治感冒、发热的患者,上呼吸道感染常为病毒感染所致,应以抗病毒、对症、支持治疗为主,不宜应用抗菌药物。感冒后期有可能会合并细菌感染,建议对患者进行血常规检查,根据血液中白细胞总数和中性粒细胞比例是否增高再决定是否使用抗菌药物。

(二)尽早查明感染病原,根据病原种类及药敏结果选用抗菌药物

正确的病原学诊断是合理应用抗菌药物的先决条件,在开始抗菌治疗前,及时留取相应合格标本(尤其血液等无菌部位标本)送病原学检测,以尽早明确病原菌和药敏结果,并据此调整抗菌药物治疗方案。基层医疗机构大多无条件开展病原微生物监测,建议可以采集标本送到第三方检验中心或医联体的上级医疗机构进行病原学检测。

(三)抗菌药物经验治疗

在未获知病原体培养及药敏结果前或无法获取培养标本时,可先进行经验治疗,经验治疗不是凭个人的工作经验和曾经治愈过其他同类型感染患者用过的方案。而应根据患者的感染部位、基础疾病、发病情况、社区或医院感染、既往抗菌药物用药史及其治疗反应等推测可能病原体,并结合当地细菌耐药性监测数据,给予抗菌药物经验治疗。例如,基层医疗机构常常诊治一些疖肿、皮脂腺囊肿感染等皮肤软组织感染患者,由于皮肤上常常寄居葡萄球菌属、微球菌属等革兰氏阳性球菌,因此在选择抗菌药物时常常选用针对革兰氏阳性球菌的抗菌药物,如青霉素类、头孢菌素(一代)、红霉素类等,而

不应该选用针对革兰氏阴性杆菌的药物,特别是有些基层医生甚至使用头孢三代＋氧氟沙星＋丁胺卡那三联用药治疗一个小小的皮脂腺囊肿,这都属于滥用抗菌药物现象。下呼吸道感染、泌尿道感染、胃肠道感染也是基层医疗机构常见的患者,经验治疗时可以根据细菌在体内不同的定植部位来选用抗菌药物,如横膈以上部位的感染常常为革兰氏阳性菌感染,横膈以下部位的感染常常为革兰氏阴性菌感染,所以对于下呼吸道感染在没有明确目标菌之前,可选用针对革兰氏阳性菌有效的抗菌药物,如头孢一代、二代、红霉素类、林可酰胺类等;泌尿道感染可以选用针对革兰氏阴性菌有效的抗菌药物,如阿米卡星、妥布霉素等氨基糖苷类抗菌药物;胃肠道感染可以选用针对革兰氏阴性菌有效的抗菌药物,如氨基糖苷类、氟喹诺酮类等对肠道菌有效的抗菌药物。

(四)按照药物抗菌作用及体内过程特点选择用药

应根据各种抗菌药物的药效学和药动学特点,按临床适应证正确选用抗菌药物。

(五)综合患者病情、病原菌种类及抗菌药物特点制订抗菌治疗方案

根据病原菌、感染部位、感染严重程度和患者生理、病理情况及抗菌药物药效学和药动学证据制订抗菌治疗方案,包括抗菌药物选用品种、剂量、给药次数、给药途径、疗程及联合用药等。对于给药次数和剂量,基层医疗机构常常存在不规范的现象,如青霉素类、头孢菌素静脉注射仅仅每日一次,加倍剂量给药。青霉素类、头孢菌素类和其他 β-内酰胺类、红霉素、克林霉素等时间依赖性抗菌药,应一日多次给药。氟喹诺酮类和氨基糖苷类等浓度依赖性抗菌药可一日给药一次。

五、抗菌药物预防性应用基本原则

(一)非手术患者抗菌药物预防性应用

1. 预防用药目的

预防特定病原菌所致的或特定人群可能发生的感染。

2. 预防用药基本原则

(1)用于尚无细菌感染征象但暴露于致病菌感染的高危人群。

(2)预防用药适应证和抗菌药物选择应基于循证医学证据。

(3)应针对一种或两种最可能的细菌感染进行预防用药,不宜盲目选用广谱抗菌药或多药联合预防多种细菌多部位感染。

(4)应限于针对某一段特定时间内可能发生的感染,而非任何时间可能发生的感染。

(5)应积极纠正导致感染风险增加的原发疾病或基础状况。

（6）以下情况原则上不应预防使用抗菌药物：普通感冒、麻疹、水痘等病毒性疾病，昏迷、休克、中毒、心力衰竭、肿瘤、应用肾上腺皮质激素等患者，留置导尿管、留置深静脉导管以及建立人工气道（包括气管插管或气管切口）患者。

3. 对某些细菌性感染的预防用药指征与方案

在某些细菌性感染的高危人群（如风湿热复发、流行性脑脊髓膜炎、流感嗜血杆菌脑膜炎及结核病患者等），有指征的预防性使用抗菌药物。此外，严重中性粒细胞缺乏持续时间超过 7 d 的高危患者和实体器官移植及造血干细胞移植的患者，在某些情况下也有预防用抗菌药物的指征。

（二）围手术期抗菌药物的预防性应用

1. 预防用药目的

主要是预防手术部位感染，包括浅表切口感染、深部切口感染和手术所涉及的器官/腔隙感染，但不包括与手术无直接关系的、术后可能发生的其他部位感染。

2. 预防用药原则

围手术期抗菌药物预防用药，应根据手术切口类别、手术创伤程度、可能的污染细菌种类、手术持续时间、感染发生机会和后果严重程度、抗菌药物预防效果的循证医学证据、对细菌耐药性的影响和经济学评估等因素，综合考虑决定是否预防用抗菌药物。对于基层医疗机构常见的Ⅰ类切口手术，如腹股沟疝修补术、甲状腺疾病手术、乳腺疾病手术等原则上不需要预防使用抗菌药物；确需使用时，要严格掌握适应证（如合并免疫缺陷、高龄、糖尿病等），用药时间应在术前 0.5～1 h 内，或麻醉开始时术前给药一次即可，通常选用第一代头孢菌素。基层医疗机构常见的Ⅱ类切口或Ⅲ类切口手术，如阑尾炎等手术，围术期预防用药通常选用第二代头孢菌素或头孢噻肟，可加用甲硝唑，用药时间应在术前 0.5～1 h 内，或麻醉开始时给药，在输注完毕后开始手术，保证手术部位暴露时局部组织中抗菌药物已达到足以杀灭手术过程中沾染细菌的药物浓度；预防用药时间亦为 24 h，污染手术必要时延长至48 h。过度延长用药时间并不能进一步提高预防效果，且预防用药时间超过48 h，耐药菌感染机会增加。值得强调的是抗菌药物的预防性应用并不能代替严格的消毒、灭菌技术和精细的无菌操作，也不能代替术中保温和血糖控制等其他预防措施。根据手术切口类别，药物预防性应用要求不同，具体见表 2.2。

表 2.2 不同切口类型抗菌药物预防性应用要求

切口类别	抗菌药物预防要求
清洁手术(Ⅰ类切口)	手术部位无污染,通常不需预防用抗菌药物
清洁-污染手术(Ⅱ类切口)	通常需预防用抗菌药物
污染手术(Ⅲ类切口)	已造成手术部位严重污染,需预防用抗菌药物
污秽-感染手00术(Ⅳ类切口)	手术前即已开始治疗性应用抗菌药物,不属预防应用范畴

六、抗菌药物的科学化管理

抗菌药物合理使用水平能集中体现一个国家、一家医院保健机构的医疗质量和医疗安全水平。2019 年美国医疗机构十大患者安全关注问题的第二项就是"医疗实践和养老服务中的抗生素管理问题"。2011 年 4 月 7 日(世界卫生日),世界卫生组织首次提出"今天不采取行动,明天就无药可用"。一项研究预测,到 2050 年,全球每年由抗菌药物耐药造成的死亡人数将达到 1 000万,全球 GDP 损失累计将达到 100 万亿美元,人类将进入后抗生素时代。为了应对日益严重的抗菌药物耐药形势,我国政府和卫生部门高度重视抗菌药物管理,自 2012 年起陆续颁布了许多相关政策:当年 8 月 1 日颁布的《抗菌药物临床应用管理办法》(卫生部令第 84 号)标志着三年专项整治行动正式拉开序幕。三年专项整治行动取得了一定的成果,如住院病人抗菌药物使用率和使用强度下降,围术期抗菌药物预防性应用有一定程度的改善,抗菌药物普遍滥用现象得到有效遏制,全社会对滥用抗菌药物危害性的认识普遍提高等。但"专项整治"成果的背后仍存在很多遗憾,出现了一些新问题,比如治疗用药中抗菌药物不合理应用仍普遍存在;为追求监控数据"达标",出现新的不合理用药现象;部分耐药菌、多重耐药菌快速上升或流行的状况并未改善;部分医疗机构的抗菌药物不合理应用现象重新出现反弹等等。

有鉴于此,国家卫计委 2015 年 7 月颁布了《关于进一步加强抗菌药物临床应用管理工作的通知》,8 月颁布了《抗菌药物临床应用指导原则(2015 年版)》,2017 年 3 月国家卫计委办公厅印发《关于进一步加强抗菌药物临床应用管理遏制细菌耐药的通知》,2018 年 5 月印发《关于持续做好抗菌药物临床应用管理有关工作的通知》等文件,期望通过这些通知、文件和规范的落地来进一步推进抗菌药物的科学化、专业化管理。

具体来说,可以通过如下方式来实现:

(一)感染相关信息模型的建立

围手术期预防性使用抗菌药物模型的建立:依据手术切口类别、手术创伤程度、手术野污染细菌的机会和程度、可能污染细菌的种类、手术时间等因素,在《抗菌药物临床应用指导原则(2015年版)》等原则、指南和规范指导下,用信息化手段建立模型。比如哪些手术不需要预防性使用抗菌药物,哪一类切口手术、什么情况手术患者只能选哪种或哪几种药物作为围术期预防用药,用药时间和剂量也都做限定。同时保留软件具有特殊手术、特殊状况患者开通相关抗菌药物申请在线审核的功能。

碳青霉烯类抗菌药物和替加环素等特殊使用级抗菌药物专档使用模型的建立:在医疗机构电子病历系统内建立碳青霉烯类抗菌药物和替加环素等特殊使用级抗菌药物使用会诊专家组这一虚拟科室,要求使用科室在线填报感染诊断依据、可能的感染病原体、准备使用的特殊级抗菌药物种类、剂量和时间等信息,专家组根据申请填报内容和患者实际情况决定是否准许开通。

建立微生物室全院检出菌和药物敏感性数据监测信息,药学部全院抗菌药物使用监测信息,院感处医院感染病例、病原监测信息这三大网络信息数据的共享、融合和定期分析研判模型。建立抗菌药物合理使用和多重耐药菌感染防控的多学科协作专业团队。

(二)抗菌药物合理使用管理模式完善

国家卫生健康委员会自2018年开始,要求"逐步转变抗菌药物临床应用管理模式。各地要转变管理思路,逐步将抗菌药物临床应用管理从'以行政部门干预为主'转变为'以多学科专业协作管理为主'。通过建立多学科的专业化工作团队,开展宣传教育、技能培训、监测预警、干预指导等,持续提高抗菌药物管理水平"。这种多学科专业协作管理已在部分国家开展了较长时间,有别于单纯行政干预的抗菌药物临床应用管理,国际上将其称为抗菌药物合理使用管理(antimicrobial stewardship, AMS),在我国香港特别行政区被称为"抗菌药物导向计划"。AMS指医疗机构有效促进抗菌药物合理使用的组织管理方式,是在医疗机构管理部门支持下的专业管理。这种管理需要以问题为导向,采用发现问题、调查原因、制订策略、实施干预、评估效果的全过程持续质量改进方式,循环往复,不断推进。AMS既需要行政支持,也需要专业团队的不懈努力,变被动管理为主动管理。需组织感染病科专家,呼吸、重症医学科专家,血液科专家,临床药师,临床微生物专家,感控医师,影像科专家和各专科学科带头人,依据各专科常见感染性疾病的感染病原体、感染部位、患者免疫状况(是否有免疫受损、免疫缺陷)和感染高危因素(是否高龄、是否有糖尿病、是否有激素长期应用史、是否长期住院、是否有手术或侵入性操作等),结合抗菌药物的药代动力学/药效动力学、给药方式、给药频次等制订相应的治疗方案和临床诊疗路径。

以期达到:①改善患者的临床结局:提高感染治愈率,降低手术感染率,降低医院感染发病率和致死率。② 最小化抗菌药物非预期结果：在不增加死亡率和感染相关再入院情况下，降低抗菌药物不合理使用率，提高患者安全性。③ 降低医院感染重点监测多重耐药菌的感染率和定植率。使医疗机构的抗菌药物管理从粗放的指标管理转变为精细化、专业化、科学化过程管理。

第三节　多重耐药菌的防控

一、多重耐药菌的概念

多重耐药菌（MDR）指：对临床用于治疗的三类或更多种类抗菌药物获得性不敏感（对每类中至少一种不敏感）的细菌。其中又包括泛耐药菌（XDR）和全耐药菌（PDR）。泛耐药菌（XDR）指对除了 1～2 类抗菌药物之外的所有其他种类抗菌药物均呈获得性不敏感[通常革兰氏阴性杆菌仅对黏菌素和替加环素敏感，革兰氏阳性球菌仅对糖肽类（万古霉素）和利奈唑胺敏感]；全耐药菌（PDR）指对所有种类抗菌药物均呈获得性不敏感的细菌。

二、临床上重要的多重耐药菌

美国感染性疾病学会（IDSA）与医疗保健流行病学学会（SHEA）2011 年就联合声明抗生素耐药是 21 世纪影响人类健康的重要问题。指出临床中最重要的多重耐药菌是 VRE（万古霉素耐药肠球菌）、MRSA（甲氧西林耐药金黄色葡萄球菌）、CRKP（碳青霉烯耐药肺炎克雷伯菌）、CRAB（碳青霉烯耐药鲍曼不动杆菌）、CRPA（碳青霉烯耐药铜绿假单胞菌）和 CRE（碳青霉烯耐药肠杆菌）。

2017 年 2 月 27 日世卫组织于瑞士日内瓦公布 12 种最危险的耐药细菌名单。依据对新抗生素迫切需要的程度分为三类：紧急、重要、中等。选择病原体的标准是：感染造成的致命程度的大小；它们导致感染治疗是否需要长时间的住院；当发生社区感染时，它们对现有抗生素的耐药性；它们在动物与动物间，动物与人之间以及人与人之间的传播能力；是否可以预防（例如通过良好的手卫生和疫苗接种）；有多少治疗方案可供选择；以及针对他们的新抗生素是否已经在研发中。

① 第一等级："紧急"，包括碳青霉烯耐药鲍曼不动杆菌、碳青霉烯耐药铜绿假单胞菌、碳青霉烯耐药并产 ESBL 肠杆菌科细菌。

② 第二等级："重要"，包括万古霉素耐药屎肠球菌、甲氧西林耐药金黄色葡萄球菌、万古霉素中介（耐药）金黄色葡萄球菌、克拉霉素耐药幽门螺杆菌、氟喹诺酮耐药弯曲菌、氟喹诺酮耐药沙门氏菌、头孢菌素耐药淋病奈瑟菌和

氟喹诺酮耐药淋病奈瑟菌。

③ 第三等级："中等"，包括青霉素不敏感肺炎链球菌、氨苄西林耐药流感嗜血杆菌、氟喹诺酮耐药志贺氏菌。

美国疾病预防控制中心（CDC）2019 年发布美国抗菌药物耐药性威胁报告，根据该报告，美国每年发生超过 280 万例耐药菌感染，结果导致 35 000 多人死亡。此外，2017 年发生了 223 900 例与抗生素相关的艰难梭菌感染，至少有 12 800 人死亡。该报告根据对人类健康的威胁程度，将 18 种耐药性细菌和真菌分为三类：紧急威胁、严重威胁、存在威胁。① 紧急威胁类包括：碳青霉烯耐药不动杆菌、耳念珠菌、艰难梭菌、碳青霉烯耐药肠杆菌科以及耐药淋病奈瑟菌。② 严重威胁类包括：耐药弯曲杆菌、耐药念珠菌、产 ESBL 肠杆菌科、万古霉素耐药肠球菌、多重耐药铜绿假单胞菌、耐药非伤寒沙门菌、耐药伤寒沙门菌、耐药志贺菌、甲氧西林耐药金黄色葡萄球菌、耐药肺炎链球菌和耐药结核分枝杆菌。③ 存在威胁类包括：红霉素 A 群耐药链球菌、克林霉素 B 群耐药链球菌、唑类耐药烟曲霉菌、耐药生殖支原体、耐药百日咳博德特氏菌。可见，威胁人类健康的耐药菌株层出不穷，且不断变化。

三、临床上多重耐药菌的现状与防控

近些年来，临床分离的主要病原菌耐药性有逐年上升的趋势，而每年在研的新抗菌药物数量却仅为个位数。选择用于多重耐药菌，尤其是泛耐药菌导致感染治疗的抗菌药物日趋困难。因此，各级医疗机构对于多重耐药菌的院内传播和感染诊治就更须重视。

多重耐药菌医院感染常见部位包括下呼吸道感染、手术部位感染、血管导管感染、导尿管相关尿路感染，国内以下呼吸道感染最为常见。多重耐药菌医院感染最多见于重症监护病房、血液科病房、肿瘤化疗病房等感染较多、患者免疫受损、抗菌药物使用强度较高的科室。

多重耐药菌的传播源主要有生物性传播源（多重耐药菌感染者和携带者）和非生物性传播源（被多重耐药菌污染的医疗环境和器械）。其传播途径与普通细菌的传播途径并无不同，均包括接触传播、飞沫传播和空气传播。

多重耐药菌已经成为医院感染的重要病原菌，由多重耐药菌所引起的感染呈现复杂和难治的特点。引起多重耐药菌发生与传播的影响因素众多，主要包括抗菌药物使用情况、消毒与隔离水平、手卫生依从性和环境卫生学等。涉及多个学科与部门，诊治和预防的难度大。多学科协作在发现、预防多重耐药菌医院内传播和感染诊治方面具有独特优势。

依据《医院感染管理办法》《关于加强多重耐药菌医院感染控制工作的通知》《多重耐药菌医院感染预防与控制技术指南（试行）》和《多重耐药菌医院

感染预防与控制中国专家共识》等文件精神,各级医疗机构可成立多重耐药菌感染防控和诊治 MDT。多重耐药菌感染防控和诊治 MDT 下设"预防管理组"和"临床诊治组"。预防管理组由医务处、药学部、护理部、医院感染管理处、信息处和后勤保障部门负责人组成,负责制定各种防控策略并监督环境清洁、消毒和隔离措施的落实等任务;临床诊治组由重症医学科、呼吸科、感染病科、血液科等临床专家、临床微生物专家、临床药师和医院感染控制专职人员组成,承担指导多重耐药菌感染病例的检验、监测、诊治等任务。解决临床实际疑难复杂感染问题,形成了较为成熟的多学科互补的技术支撑体系,对提高疑难复杂感染病例的诊疗水平发挥着重要作用,MDT 也是提升 AMS 水平的良好模式。两组各司其职,相互配合,实现全过程闭环式管理,严密防控多重耐药菌医院内传播和感染。

2021 年发布的《临床重要耐药菌感染传播防控策略专家共识》汇总了临床重要耐药菌感染防控要点,除了手卫生、接触预防等通用防控措施,还针对不同重要耐药菌的发生机制及传播方式推荐了相应的防控措施,详见表 2.3。

表 2.3　临床重要耐药菌的感染防控推荐措施[a]

耐药菌	手卫生	接触预防	单间隔离[b]	主动监测	环境监测	环境消毒	去定植[c]	抗菌药物管理	多学科协作
MRSA	++	++	++	++	±	++	+	+	++
VRE	++	++	++	++	±	++	±	++	++
ESBL‑PE	++	++	±	+	±	++	±	++	++
CRE	++	++	++	++	±	++	±	++	++
CRAB	++	++	++	++	±	++	±	++	++
CRPA	++	++	++	++	±	++	±	+	++
CD	++	++	++	±	±	++	±	++	++
多重耐药耳念珠菌[d]	++	+	±	±	±	++	±	+	++

++:一线措施,强烈推荐。+:二线措施,当一线措施无效时推荐。±:常规不推荐。a:如果推荐措施均不起效,必要时关闭病房进行彻底消毒;MDR 菌株感染或定植的患者在转科/转院时应提醒接收科室/医院。b:单间资源有限时,优先隔离碳青霉烯类耐药革兰氏阴性菌,特别是 CRE,其次为 CRAB 和 CRPA。c:MRSA 去定植主要为鼻腔去定植和皮肤去定植,CRAB 去定植主要为皮肤去定植。d:病区内分离出首个多重耐药耳念珠菌时,主动监测和环境监测升级为++。

第四节　案例分析

2011 年 06 月,82 岁老太王氏为治疗胆囊炎入住北京某中医医院,不料却在医院感染了肺炎死亡,因另外一名患者李某(为耐药菌感染的患者)住在王氏左侧的病床。法院指出,按照《医院感染管理办法》第 14 条的规定,医疗机构应当严格执行隔离技术规范,根据病原体传播途径,采取相应的隔离措施,因此医院违反规定,存在过错,应承担赔偿责任。但法院同时指出,王氏年龄较大,身体器官有一定程度的衰弱,肺部感染虽是她的主要死亡原因,但也有其他疾病的作用,因而法院根据实际情况确定责任比例,判决改医院赔偿王家 5 兄妹各项损失 20 万余元。

参考文献

[1] 医院感染诊断标准(试行)[Z].北京:中华人民共和国卫生部,2001.

[2] 李兰娟.感染微生态学[M].北京:人民卫生出版社,2002.

[3] 徐秀华.临床医院感染学[M].长沙:湖南科技出版社,2005.

[4] Blaser M J. Missing microbes:how the overuse of antibiotics is fueling our modern plagues[M]. New York:Picador, 2015.

[5] 曹晋桂,尚黔玲,何晓锋,等.用微生态学的方法预防内源性医院感染[J].中华医院感染学杂志,2004,14(4):400-402.

[6] 倪语星,尚红.临床微生物学检验[M].北京:人民卫生出版社,2012.

[7] 陆德源.医学微生物学[M].北京:人民卫生出版社,2002.

[8] 抗菌药物临床应用指导原则(2015 年版)[Z].北京:中华人民共和国国家卫生和计划生育委员会,2004.

[9] 多重耐药菌医院感染预防与控制技术指南(试行)[Z].北京:中华人民共和国卫生部,2011.

[10] 多重耐药菌医院感染预防与控制中国专家共识[J].中国感染控制杂志,2015,14(1):1-9.

[11] 杨启文,吴安华,胡必杰,等.临床重要耐药菌感染传播防控策略专家共识[J].中国感染控制杂志,2021,20(1):1-14.

[12] 肖永红.抗菌药物临床应用管理:任重道远[J].中华传染病杂志,2020,38(9):540-543.

第三章 医院感染标准预防和职业防护

第一节 概述

与疾病作斗争的医护人员,同时也是离疾病最近的人,普遍存在着因职业暴露而感染的风险。武汉新型冠状病毒(COVID-19)肺炎暴发就是一个血的教训。2019年12月以来,湖北省武汉市陆续发现了多例新型冠状病毒感染的肺炎患者,随着疫情的蔓延,国内其他地区及境外也相继发现了此类病例,截止到2020年3月6日全国累计确诊病例80 904例,其中湖北省有超过3 000名医务人员被感染,且40%为医院感染,也有多位医务人员因为感染发病而献出了宝贵的生命,让所有人都为之惋惜和悲痛。究其原因是大家对病毒的认识不足,防控知识缺乏,没有执行标准预防的防护措施。标准预防是所有诊疗活动中医务人员需要采取的最基础的预防感染的措施。其基本原理是视所有的患者体液、血液和分泌物均可能含有感染性因子,如果没有标准预防措施,其他防控措施无法生效。标准预防措施包括手卫生、个人防护用品的选择、呼吸卫生、患者隔离、器械清洗消毒灭菌和环境卫生清洁、医用织物处置、安全注射和锐器伤防护等。对于医院感染防控来讲,标准预防措施尤为重要,也是预防医务人员感染的法宝和利器。

标准预防的发展

英文隔离(quarantine)一词来自拉丁文,意指40天。根据历史语言学家的考证,隔离一词可以溯源到14世纪的欧洲,当一艘来自鼠疫疫区的商船到达意大利繁华的威尼斯港口时,该船被要求隔离到一个孤地抛锚停留40天,不许一个人上岸。从意大利的拉古萨到威尼斯,到佛罗伦萨,人们采取各种措施试图把瘟疫挡在门外。

隔离是采用各种方法、技术,防止病原体从患者及携带者传播给他人的措施。其在感染链中(包括传染链)起到切断传播途径、保护易感人群的作用。隔离技术随着医院的产生而产生,随着医学和医疗技术的发展而发展。其最早是基于防止传染病所采取的措施,包括隔离区、隔离病房的设置、隔离的标识、隔离物品及隔离操作。

（一）初期的四种隔离预防技术

1877年,美国出版了关于传染病病人的隔离策略和技术。此后,隔离策略和技术不断发展,建立了传染病患者隔离治疗体系。如传染病院、传染病病房等,并按照传染病的分类分为严格隔离(用于烈性传染病)、呼吸道传染病隔离、肠道传染病隔离以及媒介(或血液)传染病隔离等四类。

（二）以疾病类目为特征的隔离预防技术（A系统）

进入20世纪以来,随着医学的不断发展与完善,人们对传染病的理解不断深入,传染病患者在有条件的综合性医院也得到检查和治疗,并且从60年代以来,传染病减少,美国逐步关闭了传统的传染病医院。但医院内住院病人中由条件致病微生物引起的感染却日益增多。为适应这种变化,美国疾病控制中心于1970年出版了《医院内隔离技术》,提出了7种隔离预防,如严格隔离、接触隔离、呼吸道隔离、结核菌(病)隔离(AFB隔离)、肠道隔离、引流物和分泌物隔离、血液-体液隔离。并在1975年发表了第二版。1978年再次进行了修订。这些隔离以切断传播途径为措施的依据,同时考虑病原体及宿主因素的特点。至70年代中期,美国93%的医院采纳了这种疾病分类隔离预防技术。

（三）以疾病为特征的隔离预防技术（B系统）

为了适应医院感染管理的需要和新出现的问题,如多重耐药菌株的传播,新的感染综合征的出现,1981~1983年,美国CDC对分类隔离预防技术进行了较大的修改,出版了《医院内隔离预防指南》,针对切断传播途径的需要,以各种病人的分泌物、排泄物、体液或组织的传染性作为隔离预防措施的依据,改进了各类隔离中所采取的屏障护理方法,减少了不必要的措施。新分类中严格隔离疾病已大大减少,允许按防止病原体传播的实际需要选择使用隔离衣、口罩、手套,污物处理,设置隔离间等要求,取消了保护性隔离,并讨论了免疫功能缺陷病人感染问题,提出了另一种隔离系统(B系统),即按疾病隔离预防。采取的措施是依病选择,即根据每种疾病的需要单独考虑。

（四）普遍预防

由于HIV的流行,1985年美国CDC提出了普遍预防的概念,与以往首先确定感染者或疑似感染者的隔离方法不同,普遍预防认为所有的血液和体液均有感染性,在确定感染者或疑似感染者之前就已开始隔离预防。然而普遍预防也存以下一些缺陷,除经济花费大外,普遍预防只针对一部分身体物质,而不针对其他有感染性的物质的传播(如非血源性),排除在普遍预防外的某些其他物质偶然也可作为潜在感染源或被血液污染而成为危险因素,容易引起误解,因而分类隔离预防或按病隔离预防在很多情况下是对普遍预防的一种增补。

（五）体内物质隔离

为了寻求新的隔离方法,美国加利福尼亚圣地亚哥大学医学中心流行病学研究组和华盛顿西雅图的哈伯维(Harborview)医学中心流行病学部合作,1987年提出了一种新的隔离方法,称为体内物质隔离(body substance isolation, BSI),这是一个新的与分类隔离预防和按疾病隔离预防并行的系统。将传统的依据诊断确立隔离法转变为依据传染病性物质判定隔离法,将重点放在病人的体内物质、非完整性的皮肤及黏膜组织对护理者的影响。推荐用于来自病人的身体内物质。这种隔离比较简单,容易学习和应用,但对所有的病人给予同样水准的关注是困难的。BSI并不能代替所有的隔离预防措施,如对通过干燥皮肤或环境进行的传播(如MRSA)或真正的空气传播(如肺结核)无效。与普遍预防一样,体内物质隔离系统的花费依然较大,并且在具体执行上也存在一定差别。

（六）标准预防

由于隔离方法多种多样,容易出现混淆,1996年美国感染控制实践顾问委员会对隔离系统进行了修订,疾病分类隔离系统由七类改为三种类型,即接触隔离、飞沫隔离、空气隔离,更新了某些按疾病隔离的内容,增加了MRSA等新出现的耐药性病原菌的隔离措施,将普遍预防和体内物质隔离的许多特点进行综合形成了标准预防(standard precaution)。标准预防针对所有在医院中治疗的病人,不必考虑其诊断,适用于血液、体液、分泌物、排泄物(不包括汗液,除非被血液污染)、不完整的皮肤黏膜等。

标准预防措施是建立在提供医疗服务时,假设所有病人都可能具有传染性的前提下的一种观念。这种观念必须应用于每个病人,无论其诊断如何以及是否真的有传染性。另外,标准预防是本着对病人、医务人员和访视者共同负责所提供的高水平的预防,强调双向预防的原则,既要防止疾病从病人传至医务人员,又要防止疾病从医务人员传给病人。

21世纪初新发烈性呼吸道传染病的流行,使人们认识到"标准预防"的局限性。因此,提出了"标准预防"＋"基于传播途径的预防"(也有称"加强防护"或"额外预防")原则。即"标准预防"＋空气传播隔离(气溶胶)、飞沫传播隔离、接触传播隔离及其他传播途径的隔离。总之,隔离预防原则的发展是以能切断一切感染疾病和传染病的传播为基础的。

第二节　具体措施

我国多年来一直采用的是对确诊后的传染病患者才采取防护隔离措施。新发传染性疾病的不断出现,特别是 2003 年我国 SARS 的暴发流行,暴露出了医务人员在接触潜在传染性疾病患者时,对防护措施重视不够,只有当确诊为传染病后,才执行隔离防护。美国在 1996 年就制定了"医疗机构隔离指南"在全美实施,随着医学科学的发展,到 2007 年美国又对该指南进行了修订,制定了"预防感染病原体在医疗机构中传播的隔离预防指南"(2007 版)。

而我国在该领域尚无一个科学、全面、实用的规范,各医疗机构采取的措施也是多种多样,缺乏科学依据,存在极大隐患。2003 年 SARS 的暴发,就充分暴露了医疗机构隔离预防工作中的问题,因此编制适用于我国实际条件、符合国际标准的医院隔离技术规范就显得非常必要和紧迫。2009 年原国家卫生部组织制定了《医院隔离技术规范》(WS/T 311—2009),对规范全国医疗机构的隔离预防工作、预防患者的外源性感染和医院感染的暴发起到了非常积极的作用,为提高医疗质量,保障患者的安全奠定了坚实的基础。

一、标准预防的具体措施

针对医院所有患者和医务人员采取的一组预防感染措施。包括手卫生,根据预期可能的暴露选用手套、隔离衣、口罩、护目镜或防护面屏,以及安全注射,也包括穿戴合适的防护用品,处理患者环境中污染的物品与医疗器械。

标准预防基于患者的血液、体液、分泌物(不包括汗液)、非完整皮肤和黏膜均可能含有感染性因子的原则。

标准预防的三个基本概念:

(1) 一视同仁:所有病人的血液、体液、分泌物、排泄物都视为有传染性。

(2) 双向防护:既要保护好患者免受感染,也要保护好医务人员免受感染。

(3) 三种隔离:根据传播途径建立接触隔离、飞沫隔离、空气隔离管理措施。

(一) 手卫生

医疗机构应制定并落实手卫生管理制度,配备有效、便捷的手卫生设施。应定期开展手卫生的全员培训,医务人员应掌握手卫生知识和正确的手卫生方法,保障洗手与手消毒的效果。加强对医务人员工作的指导与监督,提高医务人员对手卫生的依从性(详见第四章)。

(二) 戴手套

1. 手套的发展

随着医疗卫生与安全意识不断加深,医用手套已经成为保障医患安全不可或缺的物品。无菌手套在手术室中使用的历史可以追溯至 1758 年,出于自我保护的目的,德国医生约翰(Johann Walbanm)在一次妇科手术中使用了羊肠制成的手套,这是首次有文献记载手套应用于外科手术中。后来,橡胶手套逐渐取代了羊肠制成的手套,但因较笨拙不适合手术中使用,因此主要用于尸检。1844 年,查尔斯·固特异(Charles Goodyear)发现了硫化过程,使得手套材质更加稳定、结实、富有弹性。1878 年,一位在英国的印度橡胶厂雇员托巴斯·福斯特(Thomas Forster)获得了硫化橡胶外科手套专利。从此,手套的使用在医护人员中流行开来。

19 世纪 90 年代,手套被引入了外科领域,尽管橡胶手套已经获得专利,但被称为"外科手套之父"的是威廉·霍尔斯特德(William Stewart Halsted)。在 19 世纪 90 年代的一个冬天,一名外科医生发现他的护士长的手和手臂因为对消毒液过敏而患皮炎,便向固特异橡胶公司定做了一双橡胶手套用来保护她的双手,自此首次将手套引入外科手术领域。这位大名鼎鼎的威廉·霍尔斯特德,是约翰斯·霍普金斯医院(Johns Hopkins Hospital)"四大创始教授"之一,后来被称为"现代外科学之父",而这名护士长后来成了他的妻子。

这个时期的手套外形粗糙而笨拙,但它们的确能够有效保护工作人员的双手免受刺激性化学物质的伤害。率先提倡做手术要佩戴橡胶手套的是威廉·霍尔斯特德的徒弟——约瑟夫·布拉德古德(Joseph Bloodgood)博士,他主动在做手术时佩戴橡胶手套并认为手套可以大幅降低感染概率。在 1899 年,他发表的研究报告表示,使用橡胶手套进行了超过 450 起疝气手术,手术后感染的概率下降了近 100%,死亡率也大大降低。截至 20 世纪初,手术期间佩戴手术用手套在欧洲和美国已经非常普遍。

1964 年,第一副一次性乳胶手套诞生,手指和手掌部分变得更加轻薄。1966 年,全球第一副预包装的无菌手术手套问世。新材料的应用使得手套在更轻、更薄、更舒适的同时提高了触觉敏感性和灵活性,大大提升了医护人员的工作效率和精准度。

随着人们对艾滋病、乙型肝炎等血源性传播疾病的认识逐渐提高,医用手套的使用开始备受关注。20 世纪 80 年代,美国疾病控制和预防中心(the Centers for Disease Control and Prevention,CDC)制定"通用预防",即现行的"标准预防"。1999 年,我国将其引入并编入原卫生部 2000 年颁布的《医院感染管理规范(试行)》中,该措施倡导使用手套以保护工作人员和患者,预防 HIV 等血源性病毒的传播,加强护理人员使用医用手套的重要性和必要性方面的培训。1992 年,美国职业安全及健康管理局(the Occupational Safety and Health Administration,OSHA)公布血源性病原体标准,要求医务人员进行有可能接触血液或体液的操作时使用医用手套作为自我保护手段。

2. 手套的分类及适用范围

手套的使用目的是避免手被微生物污染,防止皮肤或手上已经存在的微生物传播,避免受到化学物质的损害或减少锐器伤的伤害。可是如果手套使用不当,反而会适得其反,造成病原微生物进一步传播。

医院里现在使用的手套类型主要有以下 2 种。

(1) 医用橡胶检查手套:一次性使用。于直接或间接接触患者的血液、体液、分泌物、排泄物及被体液明显污染的物品时使用。

(2) 外科灭菌手套:无菌一次性使用。主要用于无菌程度要求较高的操作,如手术操作、换药、分娩、中央导管置管、全胃肠外营养液配制等。

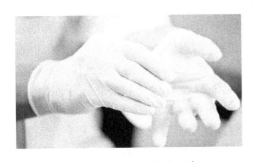 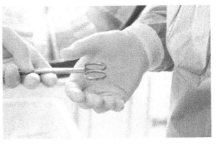

图 3.1　医用橡胶检查手套　　　　图 3.2　外科灭菌手套

(3) 手套的使用的原则

① 应根据不同操作的需要,选择合适种类和规格的手套。

② 接触患者的血液、体液、分泌物、排泄物、呕吐物及污染物品时,应戴清洁手套。

③ 进行手术等无菌操作,以及接触患者破损皮肤、黏膜时,应戴无菌手套。

④ 正确脱戴无菌手套。

⑤ 一次性手套应一次性使用。

(4) 注意事项

① 诊疗护理不同的患者之间应更换手套。

② 操作完成后脱去手套,应按规定程序与方法洗手,戴手套不能替代洗手,必要时进行卫生手消毒。

③ 操作时发现手套破损时,应及时更换。

④ 戴无菌手套时,应防止手套污染。

医务工作人员只有意识到戴手套的利与弊,及时更换污染的手套,不随意接触公共物品,养成良好的手卫生习惯,才能提高整个工作环境的生物安全水平和自身防护能力,保证医疗安全。

（三）正确使用口罩、防护镜和面罩

1. 口罩的历史及发展

据马可·波罗记载"在元朝宫殿里，献食的人皆用绢布蒙口鼻，俾其气息，不触饮食之物"。有人认定这是中国人发明口罩的实证，口罩一物与中国元代怕口气重的太监污染食物的皇帝有莫大关系。

在欧洲，早年医疗产业被巫师所把持，真正的医生势单力薄。瘟疫盛行时，医生四处奔走救治病人，控制疫情，巫师神汉们觉得医生抢了自己的生意，不断地追打他们。医生只好用纱布遮住面目，让巫师认不出，以防遭到报复。16世纪，达·芬奇提出，浸过水的织布可以保护水手免受他设计的粉末毒性武器的伤害。1848年，美国人刘易斯·哈斯莱特（Lewis P. Haslett）获得了历史上第一个防护口罩专利。当时他发明的口罩是专门给矿工用的，通过棉纤维、木炭等吸收有毒蒸气。后来经过陆续改进，一直沿用到今天，可以说是防霾口罩的前身。1895年，德国病理学专家莱德奇发现了空气传播病菌会使伤口感染，从而认为人们讲话的带菌唾液也会导致伤口恶化。于是，他建议医生在手术时，戴上一种用纱布制作、能掩住口鼻的罩具。此举果然有效，伤口感染率大为降低。于是，口罩便在欧洲医学界逐渐流行推广开来。

1899年，一位法国医生做了一种六层纱布的口罩，缝在手术衣的衣领上，用时只要将衣领上翻就行了。后来改成可以自由系结的办法，用一个环形带子挂在耳朵上。伟大的现代口罩就这样诞生啦。

口罩从医院走出来，变成公众常备用品，是伴随着史上最可怕的"西班牙流感"而来。此次疫情世界死亡人数估计约为5 000万（最新有研究估计约为1亿），比第一次世界大战的死亡人数还多。于是，普通人群被强制要求用口罩抵御病毒。疫病蔓延期间，人们被强制性要求戴口罩，特别是红十字会和其他机构的医护人员。此后，人们开始知道口罩的新用途——防病菌。

直到19世纪末，口罩才开始应用于医护领域，用于防止细菌感染。到2003年SARS流行时期，口罩更是成为大众生活必备品。而后的禽流感、流感、新型冠状病毒肺炎，甚至现在的"雾霾"更是让人们再也离不开口罩。

2. 口罩的分类及适用范围

口罩经过一百多年的发展，已经从医护人员的防菌用品变成了性能各异的各职业、各阶层用品，对人类的贡献不可谓不大。对于医务工作者，口罩是必不可少的双向防护工具。但错误的口罩戴法不仅不能保护自己、保护他人，有时还会增加感染的机会。

如何选择医用口罩？

（1）普通脱脂纱布口罩：符合GB 19084—2003，规定口罩的长度不少于18 cm，宽不少于14 cm，不少于12层，经纱每厘米不少于9根，纬纱每厘米不少于9根,无毒无味。为保护呼吸道免受有害粉尘、气溶胶、微生物及灰尘伤害的防护用品。普通脱脂纱布口罩不作为医疗器械管理,也渐渐退出医院这个大舞台。

(2)普通医用口罩:符合相关注册产品标准《一次性使用医用口罩》(YY/T 0969—2013),一般缺少对颗粒和细菌的过滤效率要求,或者对颗粒和细菌的过滤效率要求低于医用外科口罩和医用防护口罩。适用于医护人员一般防护。但不得用于临床有创操作过程,对病毒或细菌不能起到完全的防护作用。

(3)医用外科口罩:符合《医用外科口罩技术要求》(YY 0469—2004)标准,医护人员在有创操作过程中佩戴的口罩。为接受处理的患者及实施有创操作的医务人员提供防护,阻止血液、体液和飞溅物传播。口罩的细菌过滤效率应不小于95%,对非油性颗粒的过滤效率应不小于30%。

(4)医用防护口罩:通过佩戴者呼吸克服部件阻力,滤过空气中的微粒,阻隔飞沫、血液、体液、分泌物等,口罩的过滤效率较高,执行国家标准《医用防护口罩技术要求》(GB 19083—2003),即滤料级别为N95。这也就是市面上所称的"N95口罩",其中"N95"为滤料的等级,表示该等级滤料对非油性颗粒的过滤效率不小于95%。医护人员进出隔离室使用或者与甲型H1N1流感患者密切接触者建议选用医用防护口罩,即能阻止经空气传播的直径≤5 μm的感染因子或近距离(<1 m)接触经飞沫传播的疾病而发生的感染的口罩。

(5)WHO关于如何正确佩戴口罩的建议:关于如何正确佩戴口罩,《世卫组织关于卫生保健中的预防和控制感染流行和大流行性急性呼吸道疾病的临时指南》是这样建议的:

用口罩仔细遮盖口鼻并系牢,尽可能减少面部与口罩之间的空隙;在使用时,避免触摸口罩——在触摸用过的口罩后,例如,要取下口罩时,用肥皂水或酒精洁手液洗手;在口罩受潮或沾染湿气后,换上新的清洁并干燥的口罩;不要重复使用一次性口罩,一次性口罩在每次使用后应丢弃,并在取下后立即处置。

根据WHO的建议,正确步骤:第一步,分清正反及上下。口罩也是有正反面和上下面的,正面颜色较深,反面颜色较浅,上缘有鼻夹金属条。第二步,洗手。戴口罩也是要洗手的。第三步,戴上。确保口罩反面朝内,有金属条的一端朝上,将两端的绳子系在头后和颈部。第四步,压紧和拉伸。用双手紧压鼻梁两侧的金属条,使口罩上端紧贴鼻梁,然后向下拉伸口罩,使口罩不留褶皱,更好覆盖鼻子、嘴巴。正确的戴法可以避免气体从鼻梁两侧出入,从而发挥口罩的过滤及换气功能,保护自己,保护他人。

(6)医用口罩多久需更换?不管是哪种类型的口罩,防护效果都是有限的,需要定期更换。最好每隔2~4 h更换一次。使用时间过久会因为大颗粒物被阻隔在口罩表面或超细颗粒物阻塞在口罩过滤材料空隙中,而引起过滤效率下降和呼吸阻力上升。

（7）呼吸器：近年来，我国加强了对呼吸系统防护用品的研发和推广。2014年11月，在国家卫生和计划生育委员会领导的现场观摩下，上海市公共卫生临床中心进行了收治埃博拉病毒病患者的演练，其间使用了最新研发的全面型自吸过滤式呼吸器和动力送风呼吸器。全面型自吸过滤式呼吸器是佩戴者的呼吸运动需克服过滤原件气流阻力的过滤式呼吸防护用品，此呼吸器使用前需要通过适合性检验确定面罩适合使用者脸部，使之达到良好的密合效果。动力送风呼吸器是一种头罩式呼吸器，使用动力送风使呼吸器面罩内维持正压的呼吸环境，能够有效阻止吸气过程中外部污染空气漏入面罩，提高了防护的可靠性和舒适性。这两种呼吸器可以将眼、面部全部覆盖，佩戴时无须再佩戴其他眼、面部防护用品。

（8）眼、面部防护用品的发展：眼、面部防护用品是指防御烟雾、化学物质、金属火花、飞屑和粉尘等伤害眼睛、面部的防护用品。根据外形结构分为防护眼镜、防护眼罩、防护面屏3种类型。

防护眼罩不仅能阻止各种冲击物对眼睛的伤害，还能起到防护液体喷溅的作用。为保持眼罩内外的空气流通，防护眼罩在侧面设有间接的通风孔（如图3.3）。在使用液体化学品的作业场所，若存在液体喷溅对眼睛造成伤害的风险，应当选择防护眼罩来保护作业人员双眼安全。但要注意，需要防灰尘、烟雾及各种有害气体时，必须选择无通风孔的防护眼罩，且要与脸部接触严密，镜架要耐酸碱。但这种防护眼罩适用于有轻微毒性、刺激性不太强的环境中。在作业环境毒性较大的情况下，应与防毒面具一起使用。

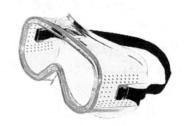

图3.3 防护眼罩

SARS流行时期，眼部防护用品主要是防护眼罩，可防止血液、体液喷溅至眼部。但防护眼罩易产生雾气，影响医务人员的视力和佩戴舒适度，所以佩戴的依从性不高，即将被取代。

面屏将眼睛和面部全部覆盖，对冲击物和液体喷溅能起到较好的防护作用。如果面屏是可掀起并暴露眼睛的，就必须同时佩戴防冲击眼镜。在应对埃博拉病毒病的演练中，大多使用防冲击和液体喷溅面屏替代防护眼罩，这种面屏可调节成将眼睛和面部全部覆盖，佩戴舒适牢固，对冲击物和液体喷溅能起到很好的防护作用。

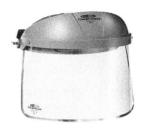

图 3.4 防护面屏

(四)适时穿隔离衣、防护服、鞋套

20 世纪 80 年代,获得性免疫缺乏综合征(AIDS)被人们认识,其具有强烈传染性的病毒(HIV)在全球肆虐横行,工作在前线的特殊人群保护问题愈来愈受到社会的关注。据文献报道,在美国接触过携带 HIV 的血液的医务人员,其中 4.2%血清 HIV 抗体呈阳性。对医务人员采取严格的防护措施已成为迫切的公共卫生问题。

国内医生认识到隔离衣防护重要性的事件是 2003 年严重急性呼吸综合征(SARS)的大规模流行。

隔离衣是用于避免医务人员在接触血液、体液和其他感染性物质时受到污染,或用于保护患者免受感染的防护用品。隔离衣既防止医护人员被感染或污染,又防止病人被感染,属双向隔离。

一次性隔离衣通常由无纺布材料制成,或与具有更好防渗透性能的材料如塑料薄膜结合制成。使用各种无纺布纤维接合技术而非几何连接编织和针织材料,使其具有完整性和韧性。隔离衣应能遮住躯干和全部的衣服,以构成微生物和其他物质传播的物理屏障。应具有防渗透性、耐磨性和防撕裂性能。目前国内没有专门的标准,仅在《隔离技术规范》中有关于隔离衣的穿脱的简要介绍(隔离衣应后开口,能遮盖住全部衣服和外露的皮肤),但是没有关于规格及材质等相关指标。隔离衣可以是重复使用的,也可以是一次性的,不带帽子。

防护服是临床医务人员在接触甲类或按甲类传染病管理的传染病患者时所穿的一次性防护用品。防护服防止医护人员被感染,属单项隔离。GB 19082—2009 明确指出防护服由连帽上衣、裤子组成。可分为连身式结构和分身式结构,裤腿及袖口是收紧的。防护服的防护等级高于隔离衣,一般推荐使用一次性的。该标准明确指出防护服必须具有液体阻隔功能(抗渗水性、透湿量、抗合成血液穿透性、表面抗湿性)、阻燃性能和抗静电性,对断裂强度、断裂伸长率、过滤效率等均有要求。

1. 穿衣指征

（1）一次性隔离衣

① 接触经接触传播的感染性疾病患者如多药耐药菌感染患者等时。

② 对患者实行保护性隔离时,如大面积烧伤患者,骨髓移植患者诊疗、护理时。

③ 可能受到患者血液、体液、分泌物、排泄物喷溅时。

④ 进入重点部门如 ICU、NICU、保护性病房等,是否需穿隔离衣应视医务人员进入目的及与患者接触状况决定。

（2）一次性防护服

① 接触甲类或按甲类传染病管理的传染病患者时。

② 接触疑似或确诊 SARS、埃博拉、MERS、H7N9 禽流感等患者时,应遵循最新感染控制指南。

2. 穿脱隔离衣方法

（1）穿隔离衣方法

① 右手提衣领,左手伸入袖内,右手将衣领向上拉,露出左手。

② 换左手持衣领,右手伸入袖内,露出右手,举双手将袖抖上,注意勿触及面部。

③ 两手持衣领,由领子中央顺着边缘向后系好颈带。

④ 将隔离衣一边(约在腰下 5 cm)处渐向前拉,见到边缘捏住。

⑤ 同法捏住另一侧边缘,双手在背后将衣边对齐。

⑥ 向一侧折叠,一手按住折叠处,另一手将腰带拉至背后折叠处。

⑦ 将腰带在背后交叉,回到前面将带子系好。

（2）脱隔离衣方法

① 解开腰带,在前面打一活结。

② 消毒双手。

③ 解开颈后带子。

④ 双手持带将隔离衣从胸前向下拉。

⑤ 右手捏住左衣领内侧清洁面脱去左袖。

⑥ 左手握住右侧衣领内侧下拉脱下右袖,将隔离衣污染面向里,衣领及衣边卷至中央,放入指定容器内。

3. 穿脱防护服方法

（1）穿防护服方法

连体或分体防护服,应遵循先穿下衣,再穿上衣,然后戴好帽子,最后拉上拉锁的顺序。

（2）脱防护服方法

① 分体防护服

A. 应先将拉链拉开；

B. 向上提拉帽子,使头部脱离帽子；

C. 脱袖子,将污染面向里脱下后放入指定容器内；

D. 下衣污染面向里,由上向下边脱边卷,脱下后放入指定容器内。

② 连体防护服

A. 先将拉链拉到底；

B. 向上提拉帽子,使头部脱离帽子；

C. 脱袖子,从上向下将污染面向里边脱边卷；

D. 脱下后放入指定容器内。

（五）污染的医疗仪器设备或物品的处理

（1）可复用的医疗用品和医疗设备,在用于下一病人时根据需要进行消毒或灭菌处理。

（2）处理被血液、体液、分泌物、排泄物污染的仪器设备时,要防止工作人员皮肤和黏膜暴露、工作服的污染,以致将病原微生物传播给病人和污染环境。

（3）需重复使用的利器应放在防刺的容器内,以便运输、处理和防止刺伤。

（4）一次性使用的利器,如针头等放置在防刺、防渗漏的容器内进行无害化处理。

（六）急救场所可能出现需要复苏的状况,用简易呼吸囊（复苏袋）或其他通气装置以代替口对口人工呼吸方法。

（七）医疗废物应按照《医疗废物管理条例》及其相关法律法规进行无害化处理。

（八）环境、物体表面、衣物与餐饮具的消毒

1. 对医院普通病房的环境、物体表面包括床栏、床边、床头桌、椅、门把手等经常接触的物体表面进行定期清洁,遇污染时随时消毒。

2. 在处理和运输被血液、体液、分泌物、排泄物污染的被服、衣物时,要防止医务人员皮肤暴露污染工作服和环境。

3. 可重复使用的餐饮具应清洗、消毒后再使用,对隔离病人尽可能使用一次性餐饮具。

4. 复用的衣服置于专用袋中,运输至指定地点进行清洗、消毒,并防止运输过程中造成污染。

二、基于传播途径的隔离防护

基于传播途径的隔离防护,是针对有传染性或疑有传染性的患者或有重要流行病学意义的病原菌感染的预防,是除标准预防以外的隔离防护措施,

用于预防必须通过切断传播途径才可预防的感染。隔离防护包括三类:接触隔离、飞沫隔离和空气隔离。它们可以联合为有多重途径传播的感染性疾病进行隔离防护。

（一）接触隔离

1. 直接接触/间接接触

手/手套、环境物体表面、诊疗设备表面、诊疗用品、工作衣服等。

2. 适用对象

肠道感染、多重耐药菌感染、皮肤感染等。

3. 隔离措施

① 隔离病房;② 手卫生和手套;③ 隔离衣[预计衣服将与病人有实际接触,或与污染环境表面接触,或与感染的创面渗出物接触,或护理的病人大便失禁(腹泻)时,应穿隔离衣];④ 限制患者活动范围;⑤ 随时消毒和终末消毒。

（二）飞沫隔离

1. 飞沫传播

呼吸道黏膜分泌物;空气中悬浮时间不长,传播距离一般不超过 1 米。

2. 适用对象

绝大多数呼吸道传染病,如 H1N1、H7N9、SARS。

3. 隔离措施

① 隔离病房;② 医用外科口罩;③ 手卫生和手套;④ 隔离衣(在 1 米之内接触病人时应加隔离衣);⑤ 限制患者活动范围,外出戴医用外科口罩;⑥ 随时消毒和终末消毒。

（三）空气隔离

1. 空气传播

悬浮在空气中的微粒、气溶胶;粒径多数小于 5 μm,能在空气中悬浮较长时间;病原体抵抗力强。

2. 适用对象

肺结核、麻疹、水痘。

3. 隔离措施

① 负压隔离病房;② 医用防护口罩(对麻疹、水痘有免疫力者不必戴医用防护口罩);③ 手卫生和手套;④ 严格按照区域穿戴防护用品;⑤ 不允许患者外出;⑥ 随时消毒、终末消毒、空气消毒。

三、防护用品的正确使用

（一）根据接诊患者的不同,采取分级防护

1. 一般防护:适用于普通门(急)诊、普通病房的医务人员。

（1）严格遵守标准预防的原则。

（2）工作时应穿工作服、戴外科口罩。

（3）认真执行手卫生。

2. 一级防护：适用于发热门（急）诊的医务人员。

（1）严格遵守标准预防的原则。

（2）严格遵守消毒、隔离的各项规章制度。

（3）工作时应穿工作服、戴工作帽和外科口罩，必要时穿隔离衣、戴乳胶手套。分诊台的护士可以不穿隔离衣。

（4）严格执行手卫生。

（5）结束工作时进行个人卫生处置，并注意呼吸道与黏膜的防护。

3. 二级防护：适用于进入甲型 H1N1 流感留观室、甲型 H1N1 流感隔离病房的医务人员。

（1）严格遵守标准预防的原则。

（2）严格遵守消毒、隔离的各项规章制度。

（3）进入隔离病房的医务人员必须戴医用防护口罩、工作帽，穿工作服、隔离衣，必要时穿鞋套。

（4）接触可疑的体液、分泌物、排泄物等物质时应戴手套。

（5）进行可能产生喷溅的操作时，应戴护目镜或防护面罩。

（6）严格按照区域管理要求，正确穿戴和脱摘防护用品，并注意呼吸道、口腔、鼻腔黏膜和眼睛的卫生与防护。

4. 三级防护：适用于为甲型 H1N1 流感病例实施吸痰、气管插管、气管切开等有创操作人员。除二级防护外，还应当加戴面罩或全面型呼吸防护器。

（1）穿戴防护用品应遵循的程序：

• 清洁区进入潜在污染区：洗手→戴医用防护口罩→戴帽子→穿工作服→换工作鞋→进入潜在污染区。手部皮肤破损的戴乳胶手套。

• 潜在污染区进入污染区：穿隔离衣→戴护目镜/防护面罩→戴手套→穿鞋套→进入污染区。

（2）脱摘防护用品应遵循的程序：

• 医务人员离开污染区进入潜在污染区前：摘手套、消毒双手→脱隔离衣→脱鞋套→摘护目镜/防护面罩→洗手和/或手消毒→进入潜在污染区，洗手或手消毒。用后物品分别放置于专用污物容器内。

• 从潜在污染区进入清洁区前：洗手和/或手消毒→脱工作服→摘帽子→摘医用防护口罩→洗手和/或手消毒后，进入清洁区。

• 沐浴、更衣→离开清洁区。

5. 注意事项

(1) 医用防护口罩可以持续应用 6～8 h,遇污染或潮湿应及时更换。

(2) 离开隔离区前应对佩戴的眼镜进行消毒。

(3) 医务人员接触多个同类传染病患者时,隔离衣可连续应用。

(4) 隔离衣被患者血液、体液、污物污染时,应及时更换。

(5) 隔离区工作的医务人员应每日监测体温两次,体温超过 37.5 ℃及时就诊。

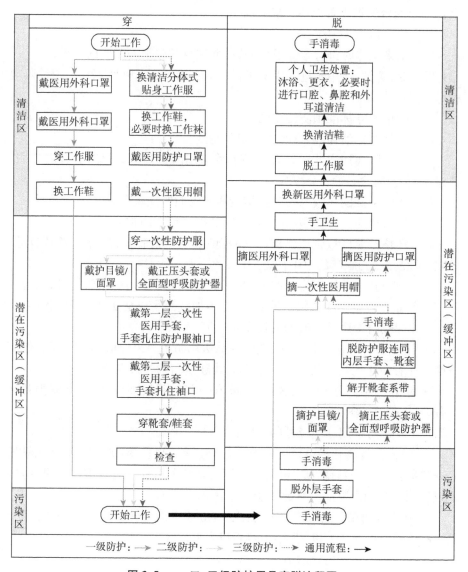

图 3.5　一、二、三级防护用品穿脱流程图

（二）公共卫生工作人员的防护要求

根据接触患者的不同以及实施的相关操作来确定防护要求。

1. 肠道传染病患者的流行病学调查只要一般防护就可以，必要时加隔离衣和手套。

2. 呼吸道传染病绝大多数以飞沫传播为主，流行病学调查时需实施一级防护；如果采集患者的咽拭子标本，需执行二级防护。

3. 明确经空气传播疾病（如开放性肺结核），流行病学调查时需在二级防护基础上增加医用防护口罩；如果要采集患者的咽拭子标本，需执行三级防护。

4. 突发不明原因病原体患者的流行病学调查，需在二级防护基础上增加医用防护口罩；如果要采集患者的咽拭子标本，需执行三级防护。

5. 疫点/疫源地/灾区现场消毒时，重点要注意消毒液对操作者眼睛、呼吸道和皮肤的损害，应做好相应的防护。除非现场存在抵抗力比较强的经空气传播病原体，才需要考虑空气隔离。

四、职业暴露的处置

（一）免疫接种

1. 鼓励进行经血传播病原体感染情况的检测（包括 HBsAg、抗-HCV、抗-HIV 和梅毒检测），并根据检测结果进行预防接种。

2. 鼓励在流感流行季节前进行流感疫苗接种。

3. 对麻疹、水痘等传染病密切接触者进行应急接种，并做好登记备案。

（二）锐器伤伤口紧急处理

1. 立即从近心端向远心端将伤口周围血液挤出。

2. 用流动水冲洗 2～3 min。

3. 用 75% 酒精或 0.5% 碘伏消毒伤口，如有必要需做包扎处理。

（三）皮肤、黏膜暴露紧急处理

被暴露的皮肤、黏膜反复用生理盐水或清水冲洗干净。

（四）报告与处置

1. 报告：发生职业暴露后，应立即向科室负责人及预防保健科报告，并根据相关流程接受相应的评估与处置。

2. 职业暴露处理流程参考相关法规、指南。

（五）健康咨询内容

1. 职业相关感染的风险和预防。

2. 暴露后的管控，包括是否需要停止工作、隔离时间等。

（六）职业暴露的随访

1. 随访与追踪:感染管理科负责督促感染性职业暴露当事人按时进行疫苗接种和检查,并追踪检查结果(HIV 职业暴露由专人负责追踪随访,确认检查结果和药物服用)。

2. 注意保密:医院和有关知情人应为感染性职业暴露当事人保密,不得向无关人员泄露当事人的情况。

3. 心理咨询:有需要者,医院及时提供心理咨询服务。

第三节　案例分析

新发传染病(emerging infectious diseases,EID)也称新传染病、新出现的传染病。一般将 1970 年以来发现或认识的人类传染病纳入其中。按照其历史认识过程可以分为三类:① 已存在的被认定为非传染病的疾病又被重新定义为传染病,如消化性溃疡、T 细胞白血病等。② 已存在的近代才被认知的传染病,如丙型和戊型病毒性肝炎(HC、HE)、军团菌病、莱姆病等。③ 以往不存在,新发生的传染病,如甲型 H1N1 流感、严重急性呼吸系统综合征(SARS,我国又称之为"传染性非典型肺炎")、艾滋病(AIDS)等。目前全球表现出新传染病和传统传染病交替并存的格局,近 30 年来新发 40 多种传染病,中国新发 20 多种。新发传染病本身具有难于预测、缺乏认识、传播迅速、流行范围广、防治长期复杂的特点,同时社会和环境因素的巨大变化如全球一体化、生态环境改变、人口增长、城市化及人口流动、不良的行为方式等外部因素等综合作用,使得新发传染病容易在全球范围内暴发流行。近 20 年来,冠状病毒引起了三次世界范围流行的新发传染病,2003 年严重急性呼吸综合征(SARS)、2012 年中东呼吸综合征(MERS)、2019 年新型冠状病毒肺炎(简称新冠肺炎,COVID-19)。在全球蔓延的新型冠状病毒肺炎疫情危害全球人类健康,威胁全球公共卫生安全。本案例以这三次新发传染病为案例,介绍标准预防以及职业防护的重要性。

一、流行病学

人冠状病毒可对人造成普通感冒、严重急性呼吸综合征(SARS)、中东呼吸综合征(MERS),三者在流行病学特征上存在一定差异。

在全球,10%～30% 的上呼吸道感染由 HCoV-229E、HCoV-OC43、HCoV-NL63 和 HCoV-HKU1 四类冠状病毒引起,在造成普通感冒的病因中占第二位,仅次于鼻病毒。感染呈现季节性流行,每年春季和冬季为疾病高发期。潜伏期 2～5 d,人群普遍易感。主要通过人与人接触传播。

SARS 由人感染 SARS - CoV 引起,首先出现在我国广东省部分地区,之后波及我国 24 个省、自治区、直辖市和全球其他 28 个国家和地区。2002 年 11 月至 2003 年 7 月全球首次 SARS 流行中,全球共报告临床诊断病例 8 096 例,死亡 774 例,病死率 9.6%。SARS 的潜伏期通常限于 2 周之内,一般约 2～10 d。人群普遍易感,SARS 病人为最主要的传染源,症状明显的病人传染性较强,潜伏期或治愈的病人不具备传染性。自 2004 年以来,全球未报告过 SARS 人间病例。

MERS 是一种由 MERS - CoV 引起的病毒性呼吸道疾病,于 2012 年在沙特阿拉伯首次得到确认。自 2012 年起,MERS 在全球共波及中东、亚洲、欧洲 27 个国家和地区,80% 的病例来自沙特阿拉伯,病死率约 35%。潜伏期最长为 14 d,人群普遍易感。单峰骆驼是 MERS - CoV 的一大宿主,且为人间病例的主要传染来源,人与人之间传播能力有限。

COVID - 19 是一种由 SARS - CoV - 2 引起的病毒性呼吸道传染病。2019 年底 12 月中国湖北武汉出现不明原因肺炎病例。2020 年 1 月 7 日,我国实验室检出一种新型冠状病毒,并获得该病毒的全基因组序列。专家组认为,本次不明原因的病毒性肺炎病例的病原体初步判定为新型冠状病毒。截至 2020 年 4 月 19 日,我国累计确诊 84 223 例,累计死亡 4 642 例,病死率约 5.5%。2020 年 3 月 11 日,世界卫生组织总干事谭德塞宣布,根据评估,世卫组织认为当前新冠肺炎疫情可被称为全球大流行(pandemic)。截至北京时间 19 日早上 8 时 20 分许,除南极洲外,六大洲 205 个国家均有病例报道,全球累计新冠肺炎确诊病例达 2 329 901 例,其中死亡病例超过 16 万例,达到 160 582 例,且疫情还未结束,新冠肺炎疫情的流行范围究竟有多广尚在研究中。

二、病原学

(一) 概述

冠状病毒属于套式病毒目、冠状病毒科、冠状病毒属,是一类具有囊膜、基因组为线性单股正链的 RNA 病毒,是自然界广泛存在的一大类病毒。病毒基因组 5′端具有甲基化的帽状结构,3′端具有 poly(A)尾,基因组全长约 27～32 kb,是目前已知 RNA 病毒中基因组最大的病毒。冠状病毒仅感染脊椎动物,与人和动物的多种疾病有关,可引起人和动物呼吸道、消化道和神经系统疾病。

(二) 分类

根据系统发育树,冠状病毒可分为四个属:α、β、γ、δ。其中 β 属冠状病毒又可分为四个独立的亚群:A、B、C 和 D 群。

1. 可感染人的冠状病毒。迄今为止,除 2019 年底在武汉引起病毒性肺炎暴发疫情的新的冠状病毒(SARS‐CoV‐2)外,共发现 6 种可感染人类的冠状病毒(HCoV‐229E、HCoV‐OC43、SARS‐CoV、HCoV‐NL63、HCoV‐HKU1 和 MERS‐CoV)。HCoV‐229E 和 HCoV‐NL63 属于 α 属冠状病毒,HCoV‐OC43、SARS‐CoV、HCoV‐HKU1 和 MERS‐CoV 均为 β 属冠状病毒,其中,HCoV‐OC43 和 HCoV‐HKU1 属于 A 亚群,SARS‐CoV、SARS‐CoV‐2 属于 B 亚群,MERS‐CoV 属于 C 亚群(见图 3.6)。

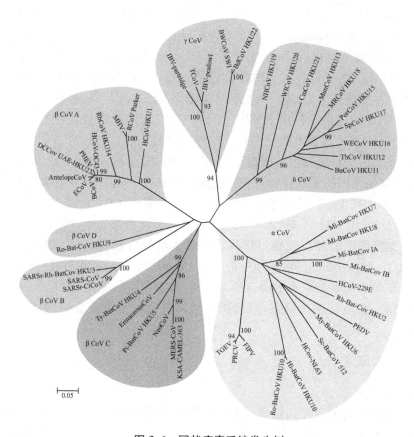

图 3.6　冠状病毒系统发生树

2. 动物冠状病毒。包括哺乳动物冠状病毒和禽冠状病毒。哺乳动物冠状病毒主要为 α、β 属冠状病毒,可感染猪、犬、猫、鼠、牛、马等多种动物。禽冠状病毒主要为 γ、δ 属冠状病毒,可引起多种禽鸟类如鸡、火鸡、麻雀、鸭、鹅、鸽子等发病。

（三）理化特性

人冠状病毒对热较为敏感,病毒在 4 ℃合适维持液中中等稳定,－60 ℃可保存数年,但随着温度的升高,病毒的抵抗力下降,如 HCoV－229E 于 56 ℃环境 10 min 或者 37 ℃环境数小时即可丧失感染性,SARS－CoV 于 37 ℃环境可存活 4 d,56 ℃加热 90 min、75 ℃加热 30 min 能够灭活病毒。

人冠状病毒不耐酸不耐碱,病毒复制的最适宜 pH 值为 7.2。人冠状病毒对有机溶剂和消毒剂敏感,75％酒精、乙醚、氯仿、甲醛、含氯消毒剂、过氧乙酸和紫外线均可灭活病毒。

人冠状病毒中 SARS－CoV 于室温 24 ℃条件下在尿液里至少可存活 10 d,在腹泻病人的痰液和粪便里能存活 5 d 以上,在血液中可存活约 15 d,在塑料、玻璃、金属、布料、复印纸等多种物体表面均可存活 2～3 d。

三、临床表现

常见的人冠状病毒(包括 229E、NL63、OC43 和 HKU1 型)通常会引起轻度或中度的上呼吸道疾病,如感冒。症状主要包括流鼻涕、头痛、咳嗽、咽喉痛、发热等,有时会引起肺炎或支气管炎等下呼吸道疾病,在心肺疾病患者、免疫力低下人群、婴儿和老年人中较为常见。

MERS－CoV 和 SARS－CoV 常引起较为严重的症状。MERS 症状通常包括发热、咳嗽和呼吸急促,甚至发展为肺炎,病死率约为 34.4％。SARS 症状通常包括发热、畏寒和身体疼痛,甚至发展为肺炎,病死率约为 9.6％。SARS－CoV－2 引起的临床表现以发热、干咳、乏力为主,多数患者预后较好,少数患者病情危重,截至 2020 年 4 月 19 日,中国境内新冠肺炎患者病死率约为 5.5％。

四、COVID‑19 疫情期间医疗机构不同区域工作岗位个人防护

（一）防护级别定义及分类

新冠肺炎疫情时期,医务人员防护依据标准预防的原则,并根据 SARS－CoV‑2 传播途径采取飞沫隔离和接触隔离措施,必要时采取空气隔离措施。

1. 医院内所有区域应当采取标准预防。标准预防包括以下内容:

（1）视所有患者的血液、体液、分泌物、排泄物均具有传染性,必须进行隔离;接触有明显血液、体液、分泌物、排泄物的物质,或者接触非完整的皮肤与黏膜,必须采取防护措施。

（2）既要防止经血传播性疾病的传播,又要防止非经血传播性疾病的传播。

（3）强调双向防护。既要预防患者的感染性疾病传染给医务人员,又要

防止医务人员的感染性疾病传染给患者。

2. 防护级别分类。医疗机构应当根据医务人员在工作时接触新冠肺炎疑似患者或确诊患者的可能性,并按照导致感染的危险程度采取分级防护,防护措施应当适宜。主要有以下几种防护级别。

(1) 一般防护

* 严格遵守标准预防的原则。
* 工作时应穿工作服,戴医用外科口罩。
* 认真执行手卫生。

(2) 一级防护

* 严格遵守标准预防的原则。
* 严格遵守消毒、隔离的各项规章制度。
* 工作时应穿工作服、隔离衣,戴工作帽和医用外科口罩,必要时戴乳胶手套。
* 严格执行手卫生。
* 离开隔离区域时进行个人卫生处置,并注意呼吸道与黏膜的防护。

(3) 二级防护

* 严格遵守标准预防的原则。
* 根据传播途径,采取飞沫隔离与接触隔离。
* 严格遵守消毒、隔离的各项规章制度。
* 进入隔离病房、隔离病区的医务人员必须戴医用防护口罩,穿工作服、隔离衣和/或医用防护服、鞋套,戴手套、工作帽,必要时戴护目镜或防护面罩。严格按照清洁区、潜在污染区和污染区的划分,正确穿戴和脱摘防护用品,并注意口腔、鼻腔黏膜和眼结膜的卫生与保护。

(4) 三级防护

* 三级防护是在二级防护基础上加戴正压头套或全面型呼吸防护器。
* 不同区域工作岗位或操作个人防护标准和用品配置见表 3.1。表格中所列一、二、三级防护中的物品配置,不完全限于前文所述各防护等级,在不同区域和岗位中,可以根据实际暴露因素调整部分物品,如一级防护中可增加医用防护口罩。

表 3.1　不同区域工作岗位或操作个人防护标准和用品配置一览表

区域	岗位或操作	防护级别	一次性工作帽	医用外科口罩	医用防护口罩	目镜/护面罩	正压头套或等配品	工作服	一次性隔离衣	一次性防护服	一次性乳胶手套	一次性鞋套	手卫生
预检分诊	门急诊患者分导诊①	一级	●	●	○			●	○		○		
新冠发热门诊	医生、护士②	二级	●		●	○		●	●	○	●	●	●
普通发热门诊，小儿非新冠发热门诊	医生、护士③	一级	●	●				●	●		●		
新冠负压病房及隔离病房	负压及隔离病房内区域普通诊疗、护理、清洁、采样④	二级	●	●	●		●		○	●	●	●	●
	负压及隔离病房外区域（潜在污染区）巡回、清洁	一级	●		●			●		●	●	●	●
	为疑似或确认患者实施吸痰、气管插管和气管切开等⑤	三级	●		●	●	○			●	●	●	●
	疑似或确认患者转运、陪检	二级	●		●					●	●	●	●
	疑似或确认死亡患者尸体处理⑩	二级	●		●					●	●	●	●
普通门诊、留观门诊及住院楼普通科室	普通门诊及病房进行普通诊疗	一级	●	●				●					●
	呼吸科门诊医护	一级	●		●			●	○				●
	血透室①	一级	●	●	○			●	○			●	●
	口腔科、耳鼻喉科、眼科门诊①	一级	●	●		○		●	○		●		●
	胃肠镜室、纤维支气管镜及肺功能室	一级	●		●	○		●	○		●	●	

续表

区域	岗位或操作	防护级别	一次性工作帽	医用外科口罩	医用防护口罩	目镜/护面罩	正压头套或配物品	工作服	一次性隔离衣	一次性防护服	一次性乳胶手套	一次性鞋套	手卫生
急诊抢救室、急诊ICU、综合ICU及各专科ICU	普通患者操作	一级	●	●		●		●			●		●
	普通患者实施吸痰、气管插管和气管切开等	一级	●	●	○			●	●		●		●
手术室（麻醉及手术）	普通患者手术①⑥	一级	●	●	○			●			●		●
	新冠及疑似患者手术（负压间）⑤⑥⑦	三级	●		●	●	○	●	○	●	●	●	●
检验科	新冠核酸检验⑤⑧	三级	●		●	●	○	●		●	●	●	●
	疑似或确诊患者检验（新冠区）	二级	●		●	●		●		●	●	●	●
	普通患者检验	一级	●	●				●			●		●
医学影像（放射 B超、核医学）	确诊及疑似患者检查	二级	●		●	●		●	●		●	●	●
	非新冠发热患者检查	一级	●	●				●	○		●		●
	普通检查	一级	●	●				●			●		●
病理科	确诊及疑似患者病检及尸检⑦	三级	●		●	●		●	○	●	●	●	●
	普通病检	一级	●	●				●			●		●
消毒供应中心	对新冠区域的物品进行回收、清点、清洗⑪	一级	●	●		●		●	●		●		●
	对新冠及疑似患者手术器械进行回收、清点、清洗⑪	二级	●		●	●		●	○		●	●	●
	对普通区域的物品进行回收、清点、清洗⑪	一级	●	●				●	●		●		●
后勤工作（保洁、医疗废物收集）	普通区域	一般	●	●				●			●		●
	发热辨认及隔离病房内	二级	●		●	●		●	●	●	●	●	●
	医疗废物转运	一级	●	●				●	○		●		●

续表

区域	岗位或操作	防护级别	一次性工作帽	医用外科口罩	医用防护口罩	目镜/护面罩	正压头套或等配物品	工作服	一次性隔离衣	一次性防护服	一次性乳胶手套	一次性鞋套	手卫生
安保人员	普通区域	一般		●				●	○		●	●	●
	发热辨认及隔离病房外	一级	●	●									●
收费窗口	普通区域	一般		●							●		●
	发热门诊	一级	●	●									●
医务人员医学观察区	普通医学观察	一级	●	●				●	●	○			●
亲切接触者观察区域	气管切开的密切接触者⑨	一级	●	●				●					●
	普通密切接触者	一级	●	●									●
行政、后勤普通办公	办公室办公	一般		●									●

注：●优选；○必要时。其他未提及区域参照一级防护，若该区域出现疑似患者，则该区域防护参照二级防护。护目镜和防护面罩不同时使用。

① 代表此处医用外科口罩与医用防护口罩不同时使用；

② 此处隔离衣与防护服不同时使用；

③ 为减少非新冠发热，如季节性流感和其他原因明确的发热疾病患者交叉感染，湘雅医院还分别设立了普通发热门诊和小儿非新冠发热门诊，有条件的医院可参考；

④ 此处一般防护服和隔离衣不同时使用，但某些操作可能污染防护服，而又需要在不同的患者之间进行护理或操作时，建议在防护服外加用隔离衣；

⑤ 如用正压头套则不选用医用防护口罩/防护面罩；

⑥ 此处工作服是洗手衣；

⑦ 必要时隔离衣穿在外面（容易污染时）；

⑧ 根据《新型冠状病毒肺炎防控方案（第五版）》中的附件4"新型冠状病毒肺炎实验室检测技术指南"，未经培养的感染性材料的操作于生物安全二级实验室进行，同时采用生物安全三级实验室的个人防护；

⑨ 住院患者中发生新冠肺炎暴露，部分为气管切开的患者，部分为非气管切开的普通患者，可根据其密接后发生感染的可能性分区采用防护服或隔离衣；

⑩ 此处加长袖手套；

⑪ 此处隔离衣为防渗透隔离衣加用长袖手套。

参考文献

［1］中华人民共和国国家卫生健康委员会.医务人员手卫生规范 WS/T 313—2019［S］.
　　北京:中国标准出版社,2020.

［2］World Health Organization, WHO Patient Safety. WHO guidelines onhand hygiene
　　in health care［A/OL］.［2009-01-01］. https://apps. who. int/iris/bitstream/han-
　　dle/10665/44102/9789241597906_eng. pdf? sequence＝1&isAllowed＝y.

［3］中华人民共和国卫生部.医院隔离技术规范 WS/T 311—2009［S］. 北京:中国标准出
　　版社,2009.

［4］中华人民共和国国家卫生和计划生育委员会.经空气传播疾病医院感染预防与控制
　　规范 WS/T 511—2016［S］.北京:中国标准出版社,2017.

［5］关于加强医用口罩监管工作的通知［A］.北京:中华人民共和国国家食品药品监督管
　　理局,2009.

［6］关于进一步规范医用口罩注册工作的通知［A］.北京:中华人民共和国国家食品药品
　　监督管理局,2009.

［7］中华人民共和国国家质量监督检验检疫总局,中国国家标准化管理委员会.医用防
　　护口罩技术要求 GB 19083—2010［S］.北京:中国标准出版社,2011.

［8］中华人民共和国国家食品药品监督管理总局.医用外科口罩 YY 0469—2011［S］.北
　　京:中国标准出版社,2013.

［9］中华人民共和国国家食品药品监督管理总局.一次性使用医用口罩 YY/T 0969—
　　2013［S］.北京:中国标准出版社,2014.

［10］中华人民共和国国家质量监督检验检疫总局,中国国家标准化管理委员会.一次
　　　性使用聚氯乙烯医用检查手套 GB 24786—2009［S］.北京:中国标准出版
　　　社,2010.

［11］中华人民共和国国家质量监督检验检疫总局,国家标准化管理委员会.一次性使用
　　　橡胶检查手套 GB 10213—2006［S］.北京:中国标准出版社,2006.

［12］中华人民共和国国家质量监督检验检疫总局,中国国家标准化管理委员会.一次性
　　　使用灭菌橡胶外科手套法 GB/T 7543—2020［S］.北京:中国标准出版社,2020.

［13］中华人民共和国国家市场监督管理总局 国家标准化管理委员会.手部防护通用测试
　　　方法 GB/T 12624—2020［S］.北京:中国标准出版社,2021.

［14］医院感染管理办法［A］.北京:中华人民共和国卫生部,2006.

［15］中华人民共和国卫生部.血源性病原体职业接触防护导则 GBZ/T 213—2008［S］.北
　　　京:中国标准出版社,2009.

［16］医务人员艾滋病病毒职业暴露防护工作指导原则［A］.北京:中华人民共和国国家卫
　　　生健康委员会,2019.

［17］ Guidance on personal protective equipment to be used by healthcare workers during management of patients with Ebola virus disease in U. S. Hospitals,including procedures for putting Oil(Donning) and removing(Doffing)［Z/OL］.［2014 - 10 - 20］. http://www. cdc. gov/vhf/ebola/healthcare—us/ppe/guidance. html.

［18］ 李春辉,黄勋,蔡虻,等.新冠肺炎疫情期间医疗机构不同区域工作岗位个人防护专家共识［J］.中国感染控制杂志,2020,19(3):199 - 213.

第四章　医务人员手卫生

第一节　概　述

　　使用流动水和皂液洗手已经被大众所公认的保持个人卫生的措施之一。使用消毒剂消毒双手出现在 19 世纪早期。1822 年,法国药剂师发现石灰或者苏打的氯化物可以作为一种消毒剂和防腐剂,用于消除尸体异味。该药剂师还在 1825 年发表相关文章,表明使用苯扎溴铵溶液浸湿双手可以使接触传染病患者的工作人员获益。

　　而手卫生对于医院感染防控的作用则是由现代医院流行病学之父伊格纳兹·塞麦尔维斯在一百多年前发现的。1846 年,伊格纳兹·塞麦尔维斯发现他所在的维也纳总医院第一诊所产妇死亡率明显高于第二诊所,而这两个诊所的不同之处在于第一诊所是由医生和学生接生,而第二诊所是由护士接生。医生往往是从解剖室直接至产科工作,虽然在进产科门诊之前已经使用流动水和皂液洗手,但经常双手上仍然有难闻的异味。塞麦尔维斯提出假设,产褥热的发生可能与尸体有关,尸体上的某些物质通过医生和学生的双手从解剖间传播至产科。因此在 1847 年 5 月,塞麦尔维斯考虑到苯扎溴铵的除臭效果,提出医生及学生在接触每个病人前都必须使用苯扎溴铵消毒双手。随后第一诊所的产妇死亡率明显下降,并在之后的很多年都维持在较低水平。塞麦尔维斯的干预措施被认为首次揭示了,与使用流动水及肥皂洗手相比,接触患者前使用消毒剂消毒双手可以更加有效地减少传染性疾病的医源性传播。1843 年,奥利弗·温德尔·霍姆兹曾经推断产褥热通过医务人员双手传播。虽然他证明了采取洗手措施可以控制产褥热的蔓延,但在当时他的结论并未对产科的实际工作起到有益的影响。然而,塞麦尔维斯和霍姆兹的研究对于手卫生的发展还是具有重要的意义,洗手逐渐被认为是一项阻止病原体在医疗机构中传播的重要的预防措施。

　　多年来的相关研究发现手部皮肤的细菌分为常居菌和暂居菌。常居菌主要定植于角质层表皮细胞之下,也可见于皮肤表面。表皮葡萄球菌是构成常居菌的主要菌种之一,对苯唑西林的耐药性较高,特别是医务人员携带的表皮葡萄球菌,一般不致病,但也可引起无菌体腔、眼部及破损皮肤感染。暂居菌寄居于皮肤表面,医务人员的双手直接接触患者或污染的环境物体表面后被暂居菌污染。而这些细菌通过污染双手传播必须具备以下要素:患者皮肤或周围环境存在致病菌,致病菌污染医务人员双手,致病菌可以在医务人员手上存活若干分钟以上,医务人员洗手/手消毒不彻底或未进行手卫生,污染的双手直接接触另一患者或其周遭环境物体表面。因此合格的洗手/手消毒可以阻断致病菌在医院内的传播。

　　随着手卫生的作用日益被重视,世界各地相继出台了有关手卫生的规范指南。1961 年美国公共卫生部门制作了一部培训视频,旨在向医务人员推荐洗手方法,即接触病人前后使用流动水及皂液洗手 1～2 min。当时认为使用消毒剂消毒双手与洗手作用相差无几,因此消毒双手只推荐在急诊或缺乏洗手设施的部门使用。美国疾控中心早在 1975 年发布了《预防医院感染洗手指南》,1985 年发布了《医院环境控制及洗手指南》。这两部指南里提到,接触不同病人之间使用非抗菌皂液洗手,进行侵袭性操作或护理高风险患者前后使用抗菌皂液洗手。而快速手消毒剂只推荐在缺少洗手设施的部门使用。1995 年美国控制感染专业协会(APIC)发布了《医疗机构洗手及手消毒指南》,这部指南与之前的手卫生指南相比,更详细地讨论了含酒精的快速手消毒剂的使用,并推荐在更多的部门使用快速手消毒剂。美国医院感染控制实践顾问委员会(HICPAC)在 1995 年发布的《预防控制万古霉素耐药传播规范》以及 1996 年的《医疗机构隔离技术指南》中提到了离开多重耐药菌[如耐万古霉素肠球菌(VRE)、耐甲氧西林金黄色葡萄球菌]患者房间后应使用流动水洗手或用快速手消毒剂清洁双手。这些规范同时推荐医疗机构其他部门也应该在常规护理患者时执行手卫生。

　　2003 年 SARS 疫情在我国暴发流行,2009 年 4 月 1 日中华人民共和国原卫生部发布我国《医务人员手卫生规范》,并于同年 12 月 1 日执行,这些事件在我国手卫生的发展史上都有里程碑的意义。而在随后出台的《重症监护病房医院感染预防与控制规范》《病区医院感染管理规范》等规范也强调了手卫生的重要性。一系列规范的出台促进我国手卫生工作有了长足发展,手卫生设施如洗手池、非手触式水龙头、干手纸巾、洗手示意图等越来越普及。

　　虽然手卫生在医院感染防控中的地位得到了肯定,但医务人员手卫生依从性仍然不高。因此,提高手卫生依从性、加强手卫生相关知识的培训依然是院感防控工作需要常抓不懈的重点之一。

第二节 手卫生方法

手卫生是指医务人员在从事职业活动过程中洗手、卫生手消毒和外科手消毒的总称。

一、洗手和卫生手消毒

洗手是指医务人员用流动水和洗手液（肥皂）揉搓冲洗双手，去除手部皮肤污垢、碎屑和部分微生物的过程。卫生手消毒是指医务人员用速干手消毒剂揉搓双手，以减少手部暂居菌的过程。

（一）原则

1. 当手部有血液或其他体液等肉眼可见的污染时，或可能接触艰难梭菌、肠道病毒等对速干手消毒剂不敏感的病原微生物时，应用肥皂（皂液）和流动水洗手。

2. 手部没有肉眼可见污染时，宜使用速干手消毒剂消毒双手代替洗手。

（二）设施

应设置流动水洗手设施。手卫生设施的设置应方便医务人员使用。手术室、产房、导管室、层流洁净病房、骨髓移植病房、器官移植病房、重症监护病房、新生儿室、母婴室、血液透析病房、烧伤病房、感染疾病科、口腔科、消毒供应中心等重点部门应配备非手触式水龙头。有条件的医疗机构在诊疗区域均宜配备非手触式水龙头。应配备清洁剂，肥皂应保持清洁与干燥。盛放皂液的容器宜为一次性使用，重复使用的容器应每周清洁与消毒。皂液有浑浊或变色时及时更换，并清洁、消毒容器。应配备干手物品或者设施，避免二次污染。应配备合格的速干手消毒剂。卫生手消毒剂应符合国家有关规定；宜使用一次性包装；医务人员对选用的手消毒剂应有良好的接受性，手消毒剂无异味、无刺激性等。

（三）指征

1. 下列情况医务人员应洗手和/或使用手消毒剂进行卫生手消毒：

（1）接触患者前。

（2）清洁、无菌操作前，包括进行侵入性操作前。

（3）暴露患者体液风险后，包括接触患者黏膜、破损皮肤或伤口、血液、体液、分泌物、排泄物、伤口敷料等之后。

（4）接触患者后。

（5）接触患者周围环境后，包括接触患者周围的医疗相关器械、用具等物体表面后。

2. 下列情况时医务人员应先洗手,然后进行卫生手消毒:

(1) 接触传染病患者的血液、体液和分泌物以及被传染性病原微生物污染的物品后。

(2) 直接为传染病患者进行检查、治疗、护理或处理传染病患者污物之后。

（四）方法

1. 洗手方法

在流动水下,使双手充分淋湿。取适量肥皂(皂液),均匀涂抹至整个手掌、手背、手指和指缝。认真揉搓双手至少 15 s,应注意清洗双手所有皮肤,包括指背、指尖和指缝,具体揉搓步骤为:掌心相对,手指并拢,相互揉搓。掌心对掌背沿指缝相互揉搓,交换进行。掌心相对,双手指缝交叉相互揉搓。弯曲手指使关节在另一手掌心旋转揉搓,交换进行。握住另一手大拇指旋转揉搓,交换进行。将五个手指尖并拢放在另一手掌心旋转揉搓,交换进行。在流动水下彻底冲净双手,擦干,取适量护手液护肤(图 4.1)。

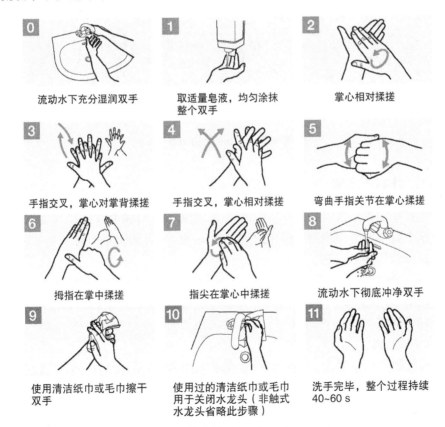

图 4.1　流动水及肥皂(皂液)洗手方法

2. 卫生手消毒方法

取适量的速干手消毒剂于掌心。严格按洗手方法中揉搓的步骤进行揉搓。揉搓时保证手消毒剂完全覆盖手部皮肤,直至手部干燥,见图4.2。

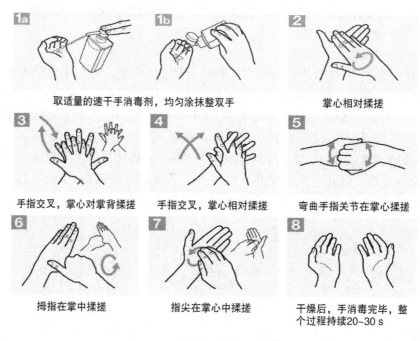

取适量的速干手消毒剂,均匀涂抹整双手　　　掌心相对揉搓

手指交叉,掌心对掌背揉搓　　手指交叉,掌心相对揉搓　　弯曲手指关节在掌心揉搓

拇指在掌中揉搓　　　指尖在掌心中揉搓　　　干燥后,手消毒完毕,整个过程持续20~30 s

图4.2　卫生手消毒方法

二、外科手消毒

外科手消毒是指外科手术前医护人员用流动水和洗手液揉搓冲洗双手、前臂至上臂下1/3,再用手消毒剂清除或者杀灭手部、前臂至上臂下1/3暂居菌和减少常居菌的过程。

（一）原则

先洗手,后消毒。不同患者手术之间、手套破损或手被污染时,应重新进行外科手消毒。

（二）设施

应配置专用洗手池。洗手池设置在手术间附近,水池大小、高度适宜,能防止冲洗水溅出,池面光滑无死角,易于清洁。洗手池应每日清洁与消毒。洗手池及水龙头数量应根据手术间的数量合理设置,每2～4间手术间宜独立设置1个洗手池,水龙头数量不少于手术间的数量,水龙头开关应为非手触式。应配备符合要求的洗手液。应配备清洁指甲的用品。可配备手卫生的揉搓用品。如配备手刷,手刷的刷毛柔软。手消毒剂的出液器应采用非手触式。手消毒剂宜采用一次性包装。重复使用的消毒剂容器应至少每周清洁与消毒。冲洗手消毒法应配备干手用品,并符合以下要求:① 手消毒后应使用经灭菌的布巾擦干手,布巾应一人一用。② 重复使用的布巾,用后应清洗、灭菌并按照相应要求储存。③ 盛装布巾的包装物可为一次性使用,如使用可复用容器应每次清洗、灭菌,包装开启后使用不得超过 24 h。应配备计时装置、外科手卫生流程图。

（三）外科洗手的方法

洗手之前应先摘除手部饰物,并修剪指甲,长度应不超过指尖。取适量的清洁剂清洗双手、前臂和上臂下 1/3,并认真揉搓。清洁双手时,应注意清洁指甲下的污垢和手部皮肤的皱褶处。流动水冲洗双手、前臂和上臂下 1/3。使用干手物品擦干双手、前臂和上臂下 1/3。

（四）外科手消毒方法

1. 外科冲洗手消毒方法

取适量的手消毒剂涂抹至双手的每个部位、前臂和上臂下 1/3,并认真揉搓 3～5 min。在流动水下从指尖向手肘单一方向冲净双手、前臂和上臂下 1/3,用经灭菌的布巾彻底擦干。冲洗水应符合 GB 5749 的规定。冲洗水水质达不到要求时,手术人员在戴手套前,应用速干手消毒剂消毒双手。手消毒剂的取液量、揉搓时间及使用方法遵循产品的使用说明。

2. 外科免冲洗手消毒法

取适量的手消毒剂放置在左手掌上。将右手手指尖浸泡在手消毒剂中(≥5 s),将手消毒剂涂抹在右手、前臂直至上臂下 1/3,确保通过环形运动环绕前臂至上臂下 1/3,将手消毒剂完全覆盖皮肤区域,持续揉搓 10～15 s,直至消毒剂干燥,取适量的手消毒剂放置在右手掌上。在左手重复上述过程。取适量的手消毒剂放置在手掌上。揉搓双手直至手腕,揉搓方法按照医务人员洗手方法的揉搓步骤进行,揉搓至手部干燥。手消毒剂的取液量、揉搓时间及使用方法遵循产品的使用说明。

（五）注意事项

不应戴假指甲,保持指甲周围组织清洁。在整个手消毒过程中应保持双手位于胸前并高于肘部,使水由手部流向肘部。洗手与消毒可使用海绵、其他揉搓用品或双手相互揉搓。术后摘除外科手套后,应用肥皂(皂液)清洁双手。用后的清洁指甲用具、揉搓用品如海绵、手刷等,应放到指定的容器中;揉搓用品应每人使用后消毒或者一次性使用;清洁指甲用品应每日清洁与消毒。

第三节　常用手卫生消毒剂

一、醇类消毒剂

醇类手消毒剂多含乙醇、异丙醇或正丙醇中的一种或两种,浓度通常以质量分数(g/100 g,简写成%m/m)、体积分数(ml/100 ml,简写成%v/v)或质量-体积百分比浓度(g/100 ml,简写%m/v)表示。醇类消毒剂的杀菌作用机制主要为造成病原体蛋白质变性。浓度为60%~80%的酒精溶液杀菌效果较好,但浓度超过80%后,杀菌效果不会随着浓度的升高而增强,该现象与蛋白质变性离不开水分有关。如果醇类浓度使用质量分数表示,则不会受温度或其他原因影响,但如果以体积分数表示,则会受温度、密度及反应浓度的影响。例如质量分数为70%的醇类消毒剂与15 ℃条件下,体积分数为76.8%的醇类消毒剂溶液杀菌效果相同,但如果温度为25 ℃,则与体积分数为80%的醇类消毒剂溶液等效。因此,用于外科手消毒的醇类消毒剂溶液通常使用体积分数表示浓度。

体外灭菌实验结果显示,醇类消毒剂可以杀灭革兰氏阳性菌、革兰氏阴性菌(包括多重耐药菌如甲氧西林耐药金黄色葡萄球菌和万古霉素耐药肠球菌)、结核分枝杆菌和真菌,但对细菌芽孢、原生动物卵囊无作用。就对病毒的杀灭效果来说,醇类消毒剂对一些无包膜病毒的作用较弱。但经体外实验证实,包膜病毒对醇类消毒剂是敏感的,如单纯性疱疹病毒(HSV)、人类免疫缺陷病毒(HIV)、流感病毒、呼吸道合胞病毒及牛痘病毒。其他包膜病毒,如乙型肝炎病毒和丙型肝炎病毒对醇类消毒剂敏感性稍差,但60%~70%的醇类消毒剂也可将其杀灭。

醇类消毒剂的皮肤杀菌作用迅速,但无持久抑菌作用。但因为含醇类消毒剂的手消毒剂对细菌有亚致死效果,所以使用后皮肤细菌再生长速度缓慢。另外在含醇类消毒剂的手消毒剂中添加氯己定、季铵盐复合物、奥替尼啶或三氯生可以延长抑菌效果。保湿剂(甘油)和防腐剂可以起到协同作用,延长作用时间从而达到杀灭暂居菌的目的。

醇类消毒剂的清洁作用较差,因此当双手污渍较多或被含蛋白质物质污染时,不推荐使用含醇消毒剂。当双手有少量含蛋白质物质污染(如血液)时,尽管乙醇和异丙醇可以减少双手的细菌数,但仍需要使用流动水和肥皂(皂液)洗手。

二、氯己定

氯己定是一种阳离子双胍类化合物,20 世纪 50 年代早期在美国研制成功并于 70 年代投入使用。氯己定是微溶于水的,但氯己定葡萄糖酸盐可以溶于水。氯己定通过改变和破坏细胞浆膜的通透性而起到杀菌作用。氯己定的杀菌作用较酒精慢,对革兰氏阳性菌有效,对革兰氏阴性菌及真菌的作用稍弱,对分枝杆菌几乎无用,对芽孢不起作用。

体外实验证实氯己定对包膜病毒如单纯疱疹病毒(HSV)、人类免疫缺陷病毒(HIV)、巨细胞病毒、流感病毒和呼吸道合胞病毒,但对无包膜病毒作用明显减弱,如轮状病毒、腺病毒和肠道病毒。氯己定的杀菌效果几乎不受有机物(如血液)存在的影响。氯己定是阳离子分子,因此肥皂、无机阴离子、非离子表面活性剂以及包含阴离子的护肤成分会减弱其杀菌作用。0.5%、0.75%和1%氯己定的清洁效果优于普通皂液,但其杀菌效果不如 4%的氯己定溶液。2%的氯己定杀菌效果略逊于 4%的。4%氯己定溶液的外科刷手效果要明显好于7.5%的聚维酮碘。氯己定有较好的杀菌持久效果。含 0.5%~1%低浓度氯己定的酒精混合制剂杀菌持久性要明显好于单纯酒精消毒剂。但使用浓度高于1%氯己定时要避免其接触眼睛,一旦接触眼睛可能会引起结膜炎,严重者会损伤角膜。另外氯己定具有耳毒性,应当避免其进入内耳或中耳。氯己定也不能直接接触脑组织或脑膜。氯己定对于皮肤的刺激性与浓度有关,如果频繁使用4%氯己定进行手消毒,则引起皮炎的概率增高。但氯己定过敏反应较为少见。

三、含对氯间二甲基苯酚类消毒剂

对氯间二甲基苯酚(PCMX),是一种卤代酚醛树脂类复合物,作为一种防腐剂广泛应用于化妆品,也是在抗菌肥皂中常用的一种表面活性物质。它于19 世纪 20 年代在欧洲研制成功,19 世纪 50 年代在美国投入使用。

PCMX 的作用机制主要是通过灭活细菌酶而改变细菌的细胞壁。体外实验证明 PCMX 对革兰氏阳性菌的杀菌效果最好,革兰氏阴性菌、分枝杆菌及一些真菌的杀菌效果略逊于革兰氏阳性菌。PCMX 对铜绿假单胞菌的作用较弱,加入乙二胺四乙酸可以增加其对铜绿假单胞菌及其他病原体的作用效果。此类消毒剂含 PCMX 的浓度从 0.3%到 3.75%不等。近 25 年来对于医务人员使用此类消毒剂的杀菌作用研究较少,对 PCMX 的浓度及其他成分(如是否添加 EDTA)都有争议。目前研究结果认为,含 PCMX 消毒剂的快速杀菌能力不如洗必泰和碘类消毒剂,抑菌的持久性不如氯己定。

PCMX 消毒剂几乎不受有机物的影响,但非离子型表面活性剂可以使其失效,此类消毒剂通过皮肤吸收,有较好的皮肤耐受性,过敏反应不常见。

四、六氯酚类消毒剂

六氯酚是有两个酚基和三个氯基的双酚类化合物。早在 19 世纪 50 年代和 60 年代早期，含 3％六氯酚类消毒剂被广泛应用于外科手消毒，医院的婴儿室给婴儿洗澡时也常规使用。主要通过灭活微生物必需的酶达到杀菌的目的。六氯酚作为一种抑菌剂，对金黄色葡萄球菌有较好的效果，但对革兰氏阴性菌、真菌及分枝杆菌的效果要稍弱。

研究表明，六氯酚作为手卫生消毒剂，如果单次使用其杀菌效果一般，但六氯酚抑菌效果可以维持几小时，如果多次使用可以逐渐减少细菌数（即累积效应）。事实上，重复使用 3％六氯酚消毒剂可经皮肤吸收入血。有研究结果显示，常规使用六氯酚给婴儿洗澡或陪护人员常规使用六氯酚手消毒，血液中的六氯酚浓度可达到 0.1～0.6 mg/L。19 世纪 70 年代就有婴儿使用六氯酚洗澡引起神经中毒的报道。因此 1972 年，美国食品药品监督局（FDA）禁止六氯酚用于婴儿沐浴，不推荐作为安全有效的手消毒剂使用。

五、含碘消毒剂

碘酒早在 19 世纪初期就被认为是有效的消毒剂。随后碘酒由于对皮肤的刺激较大以及皮肤着色问题逐渐被碘伏取代。

碘分子杀菌机制是可以迅速渗透入微生物细胞壁，与氨基酸和不饱和脂肪酸结合，从而影响蛋白质合成导致细胞膜改变。碘伏是由碘与表面活性剂的不定型络合物。消毒剂中游离碘的含量决定了碘伏的消毒效果，表面活性剂与碘产生协同作用，可以提高碘伏的消毒效果。常见的表面活性剂有聚维酮、聚乙氧基乙醇和聚乙烯醇等。碘伏的杀菌效果受 pH 值、温度、暴露时间、有效碘浓度以及被消毒表面有机物和无机物（如酒精和清洁剂）的影响。

碘类消毒剂对革兰氏阳性菌、革兰氏阴性菌及部分产芽孢菌（梭状芽孢杆菌及芽孢杆菌）有杀菌作用，对分枝杆菌、病毒及真菌也有效。但碘伏消毒的常用浓度不具有杀死芽孢的作用。体外实验证明，碘伏可以减少医务人员手上的细菌。美国 FDA 将 5％～10％的聚维酮碘归为安全有效的消毒剂，可以用于医务人员手消毒。一项研究结果显示碘类消毒剂消毒效果的持续时间为 30～60 min，但另一研究认为持续时间长达 6 h，因此碘类消毒剂消毒效果的持续时间目前还存在争议。碘类消毒剂体外实验中还显示，有机物（如血液、痰）的存在会减弱碘伏的消毒效果。碘伏对表皮葡萄球菌生物膜的去除作用不及体积分数为 60％的醇类消毒剂以及 3％或 5％的过氧化氢。用于手卫生的碘类消毒剂一般含 7.5％～10％碘伏。更低浓度的碘类消毒剂中的游离碘浓度升高，也有较好的杀菌效果，但随着游离碘浓度升高，对皮肤的刺激也会增加。碘伏的皮肤刺激及过敏反应较碘酒少见,但刺激性接触性皮炎的发生率要高于其他常用手卫生消毒剂。

六、季铵盐类消毒剂

季铵盐复合物由一个氮原子连接四个烷基组成,结构和复杂性容易变化。最常用于消毒的季铵盐类复合物是烷基苯扎氯铵,其次是苄索氯铵、溴棕三甲铵和氯化十六烷吡啶。早在 1900 年,人们开始研究季铵盐类化合物的杀菌效果,1935 年开始用于外科手消毒。作用机制主要是通过吸附于细胞膜,使低分子量细胞质外漏,从而达到杀死病原体的目的。季铵盐对革兰氏阳性菌的杀灭作用优于对革兰氏阴性菌的杀灭作用,对分枝杆菌和真菌的抑活性则相对较弱,对脂质包膜病毒的作用也不大。季铵盐类的杀菌效果受水的硬度及脂类物质的影响。1994 年,美国 FDA 暂行最终规范(TFM)认为苯扎溴铵和氯化苄乙氧铵缺乏足够的证据而不能归为安全有效的手消毒剂。专家一般将季铵盐类化合物手消毒剂定位为替代醇类手消毒剂、无灼烧感的手消毒剂,或满足使用者偶发性或有意的潜在消费需求,这些都是季铵盐类化合物的正面作用。但有效性和对皮肤的刺激性或敏感性(变态反应)是其不足之处,尚需得到进一步的科学论证。因此对于季铵盐类化合物用于手卫生的研究还在进行当中。

七、三氯生

三氯生(2,4,4′-三氯-2′-羟基二苯基醚)是一种非离子性的氯化苯酸化合物,广泛作为抗菌皂的成分。它还大量应用于个人护理产品和塑料的抗菌涂层,最近它还被应用于免洗型热带抗菌剂的活性成分。$0.2\%\sim2.0\%$三氯生可通过损害细胞膜杀死微生物。在较低浓度下,三氯生就能表现出抑菌性,并对烯酰还原酶具有靶向性,而烯酰还原酶是生物体进行脂肪酸合成的重要物质。三氯生除了对革兰氏阴性菌(尤其是铜绿假单胞菌)具有低活性外,对大多数细菌均表现出广谱抗菌性。从配方角度考虑,三氯生的水溶性相当差,而且倾向于随表面活性剂进入胶束。因此,很难在配方中维持其抗菌活性。目前关于三氯生的数据许多被用来评价含三氯生洗手产品的有效性,但几乎没有什么数据是用来支持三氯生用于免洗产品的。由于三氯生的环境累积性和存在的潜在健康危险性引起了民众的注意——虽然对这些内容的权威性尚存在争议,最近三氯生倍受媒体关注。三氯生属于美 FDA 发布的 TFM 中列举的"种类Ⅲ"中的成分,但它依旧是抗菌洗手剂的通用成分。然而,最近 FDA 发布一项声明,警告制造商勿把三氯生应用于免漂洗产品,这将限制三氯生未来在美国手消毒剂中的应用。

表 4.1　手卫生常用消毒剂的杀菌效果比较*

消毒剂	革兰氏阳性菌	革兰氏阴性菌	包膜病毒	无包膜病毒	分枝杆菌	真菌	芽孢
醇类消毒剂	+++	+++	+++	++	+++	+++	－
氯二甲苯酚	+++	+	+	±	+	+	－
氯己定	+++	++	++	+	+	+	－
六氯酚[a]	+++	+	?	?	+	+	－
碘伏	+++	+++	++	++	++	++	±[b]
三氯生[d]	+++	++	?	?	±	±[e]	
季铵盐类复合物[c]	++	+	+	?	±	±	

表 4.1、表 4.2 说明：

表 4.2　手卫生常用消毒剂常用浓度、作用特点及用途

常用消毒剂	常用浓度	作用速度	抑菌作用	用途
醇类消毒剂	60%～70%	快	无	刷手
氯二甲苯酚	0.5%～4%	慢	不确定	洗手
氯己定	0.5%～4%	中等	有	刷手、洗手
六氯酚[a]	3%	慢	有	洗手但不推荐
碘伏	0.5%～10%	中等	不确定	洗手
三氯生[d]	0.1%～2%	中等	有	洗手但很少用
季铵盐类复合物[c]	－	慢	无	洗手或刷手,但很少用,常与醇类消毒剂混合

较好:+++。中等:++。较差:+。不确定:±。无效:－。

*:杀菌效果随浓度变化。

a:抑菌作用。

b:常用的消毒浓度不能杀灭芽孢。

c:抑菌剂,高浓度有杀灭细菌及真菌的作用。

d:主要抑制细菌生长。

e:对白色念珠菌有效,但对丝状真菌无效。

?:杀菌效果不确定。

第四节 案例分析

手卫生是预防医院感染发生最简单、最方便、最有效的措施之一。但医务人员因为工作负荷大,相关知识知晓率低等问题,对手卫生的依从性不高。近年来多项研究关注了致病菌通过医务人员双手传播的机制、手卫生依从性和医院感染发生情况的关系,进一步了解手卫生对于医院感染防控的作用。

【案例1】 提高手卫生依从性,减少耐甲氧西林金黄色葡萄球菌(MRSA)医院感染发生率

该案例发生地点为欧洲某大型教学医院,该医院通过监测发现,手卫生依从性较低,超负荷的工作量是其主要原因之一。因此,该医院决定在全院范围内采取干预措施提高手卫生依从性,特别是提高床旁快速手消毒剂的使用率,并评估同期医院感染发生情况。

具体的干预措施包括以下方面:配备充足的手卫生设施配备,每间病房配备1~3个洗手池、洗手皂液以及擦手纸巾;精心设计手卫生宣传海报并张贴在醒目位置;发放小包装的快速手消毒剂,医务人员随身携带方便使用;由多学科成员组成项目委员会,参与干预措施的设计与执行。

干预措施执行三年后,手卫生依从性从1994年的47.6%升至1997年的66.2%($P<0.001$)。流动水洗手的依从性始终在30%左右,但快速手消毒剂依从性从13.6%提高至37.0%($P<0.001$)(图4.3)。1993—1998年的快速手消毒剂消耗量逐年增加,每千住院日的消耗量分别为3.5 L、4 L、6.9 L、9.5 L、10.9 L和15.4 L。通过每年医院感染监测发现,医院感染发生率从1994年的16.9%降低到1998年的9.9%($P=0.04$),MRSA感染的发生率由2.16/千住院日降低到0.93/千住院日($P<0.001$),尤其是MRSA引起的院内感染菌血症发生率由0.74/千住院日降低至0.24/千住院日($P<0.001$)(图4.4)。

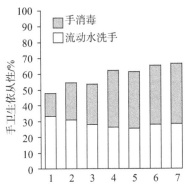

图4.3 1994—1997年某医院7次手卫生依从性调查结果

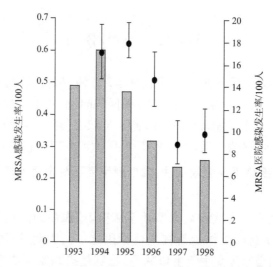

图 4.4　1993—1998 年某医院 7 次手卫生依从性调查结果

【案例 2】　**手卫生依从性作为多重耐药菌防控措施之一与医院感染发生的关系**

多药耐药菌(MDROs)医院感染的预防控制是医务人员持续关注及不断努力的问题,MDROs 医院感染预防控制关键在于预防控制措施的落实,但不同措施对各种多药耐药菌的意义有所不同。

该案例监测对象为 2013 年 10 月—2014 年 9 月全国 6 个地区 46 所医院 59 个 ICU 的所有住院患者,分析不同干预措施包括手卫生的依从情况与发生 MDROs 医院感染的关系。干预措施的监测项目包括隔离(是否隔离、隔离方式及是否悬挂隔离标识),手卫生(床旁是否配备速干手消毒剂,接触 MDROs 感染或定植患者时的手卫生依从性、正确性等),防护及消毒措施(搬运患者、开放吸痰或大面积换药时是否穿隔离衣等),医务人员知晓情况(现场提问主管医师、护士是否知晓诊疗患者为 MDROs 感染)。其中手卫生依从率 86%,正确率 90.56%,配备手消毒剂 99.84%,戴手套 94.02%,见表 4.3。通过相关性分析发现,手卫生依从性与 MRSA 医院感染有相关性($P < 0.01$)。

表 4.3　不同预防控制措施依从率比较

分类	预防控制措施		调查数	依从数	依从率/%
隔离	实施隔离		2 533	2 467	97.39
	隔离方式	单间隔离	2 466	620	25.14
		同病原隔离		233	9.45
		床旁隔离		1 613	65.41

续表

分类	预防控制措施	调查数	依从数	依从率/%
隔离	悬挂隔离标识	2 492	2 392	95.99
手卫生	依从性	11 864	10 203	86.00
	正确性	9 863	8 932	90.56
	配备手消毒液	2 469	2 465	99.84
	戴手套	8 193	7 703	94.02
防护及消毒	穿隔离衣	4 685	3 509	74.90
	物品专用	2 476	2 382	96.20
	终末消毒	2 213	2 151	97.20
	转科告知	1 019	921	90.38
知晓情况	医师	2 328	2 269	97.47
	护士	2 378	2 297	96.59
	保洁员	2 179	1 710	78.48

参考文献

［1］中华人民共和国国家卫生健康委员会.医务人员手卫生规范 WS/T313—2019［S］.北京:中国标准出版社,2020.

［2］Complianceempowerment H H. Hand hygiene compliance and empowerment—WHO guidelines on hand hygiene in health care—NCBI bookshelf［J］. Geneva: World Health Organization, 2009.

［3］Pittet D, Hugonnet S, Harbarth S, et al. Effectiveness of a hospital-wide programme to improve compliance with hand hygiene［J］. Lancet (North American Edition), 2000, 356(9238):1307 - 1312.

［4］46 所医院多药耐药菌预防控制措施依从性与发生医院感染的关系［J］.中华医院感染学杂志,2015(11):2478 - 2480.

第五章　环境、器械清洁、消毒与灭菌

第一节　概　述

人类生存环境中,微生物无处不在。自然界中,空气、水、土壤、各种动植物体内外,都存在大量的微生物。它们当中绝大部分能够与人类和平共处,甚至给人类提供帮助,如净化环境、发酵食物、分解有毒物质、富集提炼稀有元素等。但是也有少数微生物可危害人类和动植物健康生长,造成感染性疾病,或使食物变质腐败,或使物品遭侵蚀而失去使用价值。

消毒是一门研究和环境微生物进行斗争的科学,是采用物理、化学或生物学的方法,消除各种外环境中可引起人和动物生病的少数有害微生物,控制造成经济损失的其他微生物,从而达到阻断传染病的传播、防止医院感染、减少微生物对食物和物品的损坏、促进工农业生产的目的。因此,消毒学可以定义为:研究杀灭、去除和抑制外环境中病原微生物和其他有害微生物的理论、药物、器械与方法的科学。

古时曾经认为传染性疾病是空气污染导致环境变化所引起的,并称患者体内排出的、扩散在空气中的致病性不洁物为痒毒(毒学说)。公元前117—公元前26年,Varro曾就住宅卫生提出了很好的意见:"要考虑房屋的建筑地区有无沼泽,因为沼泽里有某种肉眼看不见的小动物,它们飞散到大气中,由人的鼻、口进入体内,可引起重病"。可见该时期已提出了传染性疾病(这里指疟疾)的微生物病因学说。自此之后到中世纪为止是一个无惊人进步的黑暗时代。当然这期间也留下了一些有关感染或无感染创伤的治疗经验,例如罗马的加利诺斯(Galenos)在外伤的包扎上使用红酒绷带。这与后来1266年布罗戈尼奥尼(Brogognoni)的葡萄酒绷带,以及日本华岗青洲(1760—1835)的刀伤治疗法中所用浸火酒棉布进行清洗的想法是一致的。

1546年,弗拉卡斯托里斯(Fracastorius)在其著作中提出了通过直接或间接接触以及空气传播疾病的学说,他认为感染的原因是存在肉眼看不见的病芽(seminaria morbi),这种病芽与蛇毒等毒性物质有所不同。还提出了破坏这种病芽的必要性。在弗拉卡斯托里斯的工作中,最重要的是提出接触传染有三种途径：① 由单纯接触引起的传染；② 由衣服、被单、个人用品这类媒介物引起的传染；③ 相隔一定距离，病原菌通过空气进行传播，并附着于最适宜场所。之后，又过 200 多年，普朗西斯（Plenciz）进行了接触传染物学说的研究，认为："特定的疾病有特定的接触传染物（contagium）。同一种病有不同的发病过程是因为其病原体的种类和患者的体质不同。另外，物质的腐败也是由这种小动物（animalcula）所引起的。"

　　肉眼看不见的病芽自然发生的观点持续存在了很长时间。直至 1768 年，斯帕兰扎尼（Spallanzani）提出："所有的动物必定由胚种发生"，否定了有机体自然发生的学说。1837 年，施万（Schwan）证明腐败作用是生物引起的，并且可用加热的方法杀死这种生物。今天的"消毒"可以说是由此开始的。

　　1840 年，施万的朋友亨利（Henle）研究了微生物的病原性条件。他是微生物引起感染性疾病的最初主张者之一。其论文中认为，叫作病毒的物质不单是有机体，而且是活体，它有自身的生命，可以寄生在病人的身体内。另外，亨利提出论证微生物和传染病之间的关系，必须考虑三个条件：① 对于特定的传染病，必然存在着特定的微生物；② 此微生物的分离；③ 用分离的微生物做的实验感染。具备了这三个条件，就可以确定该微生物的病原关系。此时，尽管对感染症原因的探讨还没有超出主观推测的范围，且无定论，但在此前后，已开始对感染症采取了广泛的对策。塞麦尔维斯（Semmelweis）注意到，在产科病房，医学生实习时，产褥热死亡率为 9.92%，而助产妇实习时死亡率仅 3.3%。另外，在做尸体解剖时，他的同事不慎将手割伤而得败血症死亡，其病理所见与产褥热相似。由此，他认为产褥热是通过医生的手传播的。他在自己负责的产妇室里要求，进行检查时检查者必须用漂白粉消毒双手。随之产褥热死亡率由 9.9% 降低到 3.8%。由于他肯定了不仅尸毒，而且各种腐败性有机物都能引起传染的发热性疾病，所以要求检查者的手、器械、敷料等均要事先消毒，并且病妇和健康产妇要进行隔离，从而其产妇室中产妇的死亡率很低，1848 年仅为 1.27%。塞麦尔维斯的这一发现虽在得到细菌学证实前一直未被承认，但是，此工作可以说是化学消毒法的开始。另外，英国的威尔斯（Wells）（1817—1897）在李斯特抗菌疗法前，根据经验就已提出了对"感染病芽"采取措施的必要性。他要求严格消毒手术者的手与器械，由此使卵巢切除手术后死亡率显著降低。1857—1880 年进行了 1 000 例卵巢切除术，这种过去极易导致死亡的手术，其患者死亡率降低到只有 4%。

　　1865 年，李斯特（Lister）为防止术后感染，采用了苯酚化学消毒法，使复杂性骨折患者的死亡率显著下降。李斯特认为创伤化脓是"菌芽"侵入所致。他用氯化锌、亚硫酸盐、苯酚等进行试验，证明苯酚最为有效。李斯特用

2.5％的苯酚进行创伤清洗并提供给医生洗手,用5％的苯酚溶液进行器械消毒。之后又改用5％的苯酚喷雾杀灭手术室内的浮游细菌以防感染。用喷消毒药杀空气中浮游菌的方法由此开始,但因效果不大,李斯特自己在4~5年后停用了。尔后,李斯特在1867年著述了《外科实践中的防腐原则》,奠定了防腐外科的基础。

1683年,列文虎克(Leeuwenhoek)设计了高倍显微镜,从此看见了肉眼看不到的细菌形态。当时还发现人的体液中存在多种微生物。1854年,施罗德(Schroeder)等发现用棉塞过滤煮沸后的水,可使其中无微生物。巴斯德(Pasteur)在显微镜下看到过滤棉塞上有微生物,将这些微生物放入煮沸后的营养液中可引起发酵。从灭菌的角度看,巴斯德不仅发现煮沸可以破坏细菌,并且否定了细菌的自然发生学说,为李斯特建立防腐外科开辟了道路。按巴斯德的看法,医院中的任何地方都有病菌。因此他认为不仅手术器械要消毒,医生的手也应严格清洗。洗手要用经110 ℃~120 ℃杀菌或煮沸的水,擦手要用经加热130 ℃~150 ℃杀菌后的纱布或海绵。即使这么做了,也还要警惕大气中浮游的病原体。用事先杀过菌的水擦洗物体表面,能够达到一定程度的洁净化。

科赫(Koch)发表的《创伤传染原因的研究》肯定了各种细菌具有其生物学及形态学的特性,可以互相区别,并认为各种传染病有各自的病原微生物。他还在《病原微生物的研究》中叙述了显微镜标本染色法、纯培养法、灭菌法、病原菌动物接种法、细菌菌落的观察等。巴斯德和科赫的功绩在于不仅奠定了近代细菌学基础,而且对灭菌与消毒的认识论、方法论也做出了很大贡献。当然,他们所做的贡献也仰仗了不少前人的遗产。例如,摩斯(Mose)早在3 400年前就做了火焰灭菌的记述,苏苏鲁拉(Susrula)在2 600年前提出要通过清洗以达到洁净,希波克拉底(Hippocrates)在2 400年前即提出用经煮沸的水清洗创伤部位和医生的手,注意到煮沸消毒的重要性。

关于热力灭菌法,除以上谈到利用煮沸法进行消毒的记载外,斯帕兰扎尼(Spallanzani)(1765)发现煮沸2 min不能杀死水中的所有细菌,但装在密封的瓶子里的液体经煮沸1 h后即可将微生物全部杀死。1804年,阿佩尔(Appert)发现密封在容器中的食物,煮沸加热处理后就不再腐败,可以长时间存放。此法为现代食品保存法奠定了基础。1832年,亨利发现在加热时温度越高杀菌力越大。1872年,巴斯蒂安(Bastian)发现有怎样煮也无法杀死的微生物。1876年,科恩(Cohn)继而发现枯草杆菌的耐热芽孢,并对之进行了108~120 ℃加热效果的观察。1876年,丁达尔(Tyndall)发明间歇灭菌法,此法系利用芽孢发芽后对热抵抗力下降这一特性,隔一定时间加热一次,使芽孢发芽成为营养型细菌而易于灭菌。

在通常的情况下,煮沸时的温度不会超过 100 ℃,只有在高压条件下温度才能达到 100 ℃以上。1880 年,尚伯朗(Chamberland)研制出了高压灭菌器。1881 年初,科赫进行了 117 ℃湿热和干热杀菌的比较,并指出了细菌的耐热性在有无水汽存在的条件下差别很大。关于水蒸气饱和及不饱和时灭菌效果的研究开始于 1881 年,并为 1888 年斯马克(Esmarch)的工作所继承。高压蒸汽灭菌器经过各种改革,终于在 1933 年由安德伍德(Underwool)完善成了今天的结构。安德伍德积极研究医院灭菌业务,并成为灭菌器材供应集中化的倡导人。津瑟(Zinsser)研究了干热灭菌法,发现包装材料的隔热作用可使物品的局部温度较低,以致灭菌失败。1939 年,瓦莱里-拉多(Vallery - Radot)建立了干热灭菌法。

化学消毒灭菌法很早即有,例如熏蒸法的使用。燃烧硫磺对现代人来说也许是一件可笑的事情,而我们应该注意这件事情发生在公元前 1200 年左右的希腊迈锡尼(Mykene)文化时期,要看到在当时人们就已有通过化学物质熏蒸以实现净化的想法。当时他们手头有的化学物质种类不多,而硫磺与汞在欧洲和阿拉伯的炼金术中是常用原料。从这个意义上讲,这个尝试应该得到高度评价。古希腊和埃及已有肥皂或洗净剂。苯酚的合成也比较早,最初用作腐肉脱臭剂。1860 年,库彻梅斯特(Kuchenmeister)将之作为消毒剂使用,利瑟(Liser)继续了此项工作。漂白粉在 1820 年即已用于感染创伤治疗与饮水消毒,早于塞麦尔维斯(Semmelweis)。1839 年研制出碘酊,但当时人们对其效果还不太清楚。经过美国的南北战争,其消毒效果才为众人所知。1885—1890 年,相继出现奠定近代细菌学基础的业绩。在消毒与灭菌方面,席梅尔布施(Schimmelbusch)与弗鲁布林格(Fruehbringer)探讨了甲醛的消毒效果。我们常用的甲醛是 1867 年霍夫曼(Hoffmann)发现的,其消毒效果是布鲁姆(Blumm)及洛恩(Loen)发现的。毕希纳(Buchner)还发现使用 10% 甲醛溶液能杀死炭疽杆菌芽孢。乙醇的消毒效果发现很晚。虽然在日本也使用烧酒进行过创面消毒,但经科学探讨后认为乙醇无消毒效果。赖尼克(Reinicke)对 90% 乙醇加以研究,发现当与水共存时乙醇有消毒作用。1920 年,怀特(White)研制出新药红汞。1949 年,美国的菲利普斯(Phillips)、凯(Kaye)、史密斯(Smith)等人研究了多种化学物质,比较其杀菌效果,发现了环氧乙烷。至于使用什么样的装置,以及浓度、温度、湿度、时间等问题是后来不断进行研究改革才发展到今天的水平。在此前,多马克(Domagk)合成了季铵盐,奠定了阳离子表面活性剂发展的基础。1954 年,戴维斯(Davies)研制出氯己定,现在已为众人所知。

1895 年伦琴(Roentgen)发现 X 射线,1898 年居里夫妇发现放射性。继此之后,许多研究表明电离辐射也适用于灭菌。1953 年,爱惜康(Ethicon)进行了辐射灭菌试验。虽然用的不是 γ 射线,而是电子射线,但是为研究辐射灭菌方法开辟了道路。1960 年,万蒂奇(Wantage)研究所在灭菌装置中使用了 ^{60}Co。1966 年,国际原子能协会(IAEA)制定了医疗器材辐射灭菌规则。1938 年,美国国家标准局(USNBS)发布了《大气尘埃染色试验》,其中所提标准对于今天洁净室的建立具有一定参考意义。1961 年,美国空军研究所(USAFI)对空气中尘埃测定的规定比国家标准局更进一步明确了洁净室的概念。惠特菲尔德(Whittfield)为了得到更洁净的空间,采用了层流式通风,克服了以前湍流式空调的缺点。

19 世纪 70 年代,微波消毒技术在食品工业得到广泛应用。光化学杀菌与消毒作用得到深入研究。80 年代,各种自动化技术应用于灭菌器的设计与制造,保证了灭菌效果的可靠性。同时,灭菌的化学与生物指示器材大量出现,并应用于常规监测中。90 年代,低温等离子体灭菌技术得到推广与应用。

第二节　清洁、消毒、灭菌的相关法律法规

《消毒技术规范》是我国原卫生部发布的关于消毒灭菌技术的行业标准,该规范是根据《中华人民共和国传染病防治法》《中华人民共和国传染病防治法实施办法》和《消毒管理办法》制定的,2002 年版的《消毒技术规范》含总则、消毒检验技术规范、医疗卫生机构消毒技术规范和疫源地消毒技术规范四个部分。2012 年 4 月原卫生部标委会重新修订了医疗卫生机构消毒技术规范。新的《医疗卫生机构消毒技术规范》(WS/T367—2012)于 2012 年 8 月实施,本标准规定了医疗机构消毒的管理要求,消毒与灭菌的基本原则,清洁、消毒、灭菌方法及效果监测等。现就相关内容阐述如下:

一、清洁、消毒、灭菌的基本概念

(一)清洁

清洁是指去除物体表面有机物、无机物和可见污染物的过程。

1. 清洗:去除诊疗器械、器具和物品上污物的全过程,流程包括冲洗、洗涤、漂洗和终末漂洗。

2. 清洁剂:洗涤过程中帮助去除被处理物品上有机物、无机物和微生物的制剂。

(二)消毒

清除或杀灭传播媒介上病原微生物,使其达到无害化的处理。

1. 消毒剂：能杀灭传播媒介上的微生物并达到消毒要求的制剂。

2. 高效消毒剂：能杀灭一切细菌繁殖体（包括分枝杆菌）、病毒、真菌及其孢子等，对细菌芽孢也有一定杀灭作用的消毒制剂。

3. 高水平消毒：杀灭一切细菌繁殖体包括分枝杆菌、病毒、真菌及其孢子和绝大多数细菌芽孢。达到高水平消毒常用的方法包括采用含氯制剂、二氧化氯、邻苯二甲醛、过氧乙酸、过氧化氢、臭氧、碘酊等以及能达到灭菌效果的化学消毒剂，在规定的条件下，以合适的浓度和有效的作用时间进行消毒的方法。

4. 中效消毒剂：能杀灭分枝杆菌、真菌、病毒及细菌繁殖体等微生物的消毒制剂。

5. 中水平消毒：杀灭除细菌芽孢以外的各种病原微生物包括分枝杆菌。达到中水平消毒常用的方法包括采用碘类消毒剂（碘伏、氯己定碘等）、醇类和氯己定的复方、醇类和季铵盐类化合物的复方、酚类等消毒剂，在规定条件下，以合适的浓度和有效的作用时间进行消毒的方法。

6. 低效消毒剂：能杀灭细菌繁殖体和亲脂病毒的消毒制剂。

7. 低水平消毒：能杀灭细菌繁殖体（分枝杆菌除外）和亲脂病毒的化学消毒方法以及通风换气、冲洗等机械除菌法，如采用季铵盐类消毒剂（苯扎溴铵等）、双胍类消毒剂（氯己定）等，在规定的条件下，以合适的浓度和有效的作用时间进行消毒的方法。

（三）灭菌

灭菌是指杀灭或清除医疗器械、器具和物品上一切微生物的处理。

1. 灭菌剂：能杀灭一切微生物（包括细菌芽孢），并达到灭菌要求的制剂。

2. 无菌保证水平：灭菌处理后单位产品上存在活微生物的概率。SAL通示为 10^{-n}。医学灭菌一般设定 SAL 为 10^{-6} 即经灭菌处理后在一百万件物品中最多只允许一件物品存在活微生物。

3. 灭菌水平：杀灭一切微生物包括细菌芽孢，达到无菌保证水平。达到灭菌水平常用的方法包括热力灭菌、辐射灭菌等物理灭菌方法，以及采用环氧乙烷、过氧化氢、甲醛、戊二醛、过氧乙酸等化学灭菌剂在规定条件下，以合适的浓度和有效的作用时间进行灭菌的方法。

（四）斯伯尔丁分类法

1968 年，斯伯尔丁（Earle H. Spaulding）为帮助医护人员正确选择诊疗用品的消毒灭菌方法，专门设计了一种用于区分患者诊疗物品和器械的有效方案。斯伯尔丁认为，如果根据使用时的感染危险度而将患者诊疗器械和物品分为高度危险性物品、中度危险性物品和低度危险性物品三类的话，那么消毒灭菌的要求就很容易被医务人员理解。

1. 高度危险性物品:进入人体无菌组织、器官、脉管系统,或有无菌体液从中流过的物品,或接触破损皮肤、破损黏膜的物品,一旦被微生物污染,具有极高感染风险,如手术器械、穿刺针、腹腔镜、活检钳、心脏导管、植入物等。

2. 中度危险性物品:与完整黏膜相接触,而不进入人体无菌组织、器官和血流,也不接触破损皮肤、破损黏膜的物品,如胃肠道内镜、气管镜、喉镜、肛表、口表、呼吸机管道、麻醉机管道、压舌板、肛门直肠压力测量导管等。

3. 低度危险性物品:与完整皮肤接触而不与黏膜接触的器材,如听诊器、血压计袖带等,病床围栏、床面以及床头柜、被褥,墙面、地面,痰盂(杯)和便器等。

二、清洁、消毒、灭菌的基本原则

(一)基本要求

1. 重复使用的诊疗器械、器具和物品,使用后应先清洁,再进行消毒或灭菌。

2. 耐热、耐湿的手术器械,应首选压力蒸汽灭菌,不应采用化学消毒剂浸泡灭菌。

3. 环境与物体表面,一般情况下先清洁,再消毒;当受到患者的血液、体液等污染时,先去除污染物,再清洁与消毒。

4. 医疗机构消毒工作中使用的消毒产品应经卫生行政部门批准或符合相应标准技术规范,并应遵循批准使用的范围、方法和注意事项。

5. 突发不明原因的传染病病原体污染的诊疗器械、器具与物品的处理应符合国家届时发布的规定要求。没有要求时,其消毒的原则为:在传播途径不明时,应按照多种传播途径确定消毒的范围和物品;按病原体所属微生物类别中抵抗力最强的微生物确定消毒的剂量(可按杀芽孢的剂量确定)。

(二)消毒、灭菌方法的选择原则

1. 根据物品污染后导致感染的风险高低选择相应的消毒或灭菌方法:

(1)高度危险性物品,应采用灭菌方法处理。

(2)中度危险性物品,应采用达到中水平消毒以上效果的消毒方法。

(3)低度危险性物品,宜采用低水平消毒方法,或做清洁处理;遇有病原微生物污染时,针对所污染病原微生物的种类选择有效的消毒方法。

2. 根据物品上污染微生物的种类、数量选择消毒或灭菌方法:

(1)对受到致病菌芽孢、真菌孢子、分枝杆菌和经血传播病原体(乙型肝炎病毒、丙型肝炎病毒、艾滋病病毒等)污染的物品,应采用高水平消毒或灭菌。

（2）对受到真菌、亲水病毒、螺旋体、支原体、衣原体等病原微生物污染的物品，应采用中水平以上的消毒方法。

（3）对受到一般细菌和亲脂病毒等污染的物品，应采用达到中水平或低水平的消毒方法。

（4）杀灭被有机物保护的微生物时，应加大消毒药剂的使用剂量和（或）延长消毒时间。

（5）消毒物品上微生物污染特别严重时，应加大消毒药剂的使用剂量和（或）延长消毒时间。

3. 根据消毒物品的性质选择消毒或灭菌方法：

（1）耐高热、耐湿的诊疗器械、器具和物品，应首选压力蒸汽灭菌；耐热的油剂类和干粉类等应采用干热灭菌。

（2）不耐热、不耐湿的物品，宜采用低温灭菌方法如环氧乙烷灭菌、过氧化氢低温等离子体灭菌或低温甲醛蒸汽灭菌等。

（3）物体表面消毒，光滑表面宜选择合适的消毒剂擦拭或紫外线消毒器近距离照射，多孔材料表面宜采用浸泡或喷雾消毒法。

三、清洗与消毒

（一）清洗与清洁方法

1. 清洗：重复使用的诊疗器械、器具和物品应由消毒供应中心（CSSD）及时回收后，进行分类、清洗、干燥和检查保养。手工清洗适用于复杂器械、有特殊要求的医疗器械、有机物污染较重器械的初步处理以及无机械清洗设备的情况等，机械清洗适用于大部分常规器械的清洗。

2. 清洁：治疗车、诊疗工作台、仪器设备台面、床头柜、新生儿暖箱等物体表面使用清洁布巾或消毒布巾擦拭。擦拭不同患者单元的物品之间应更换布巾。各种擦拭布巾及保洁手套应分区域使用，用后统一清洗消毒，干燥备用。

（二）注意事项

1. 有管腔和表面不光滑的物品，应用清洁剂浸泡后手工仔细刷洗或超声清洗。能拆卸的复杂物品应拆开后清洗。

2. 手工清洗工具如毛刷等，每天使用后应进行清洁、消毒。

3. 对于含有少量血液或体液等物质的溅污，可先清洁再进行消毒；对于大量的溅污，应先用吸湿材料去除可见的污染物，然后再清洗和消毒。

4. 用于清洁物体表面的布巾应每次使用后进行清洗消毒，干燥备用。

四、常用消毒、灭菌方法的选择

（一）高度危险性物品的灭菌

1. 手术器械、器具和物品的灭菌

（1）耐热、耐湿手术器械应首选压力蒸汽灭菌。

（2）不耐热、不耐湿手术器械应采用低温灭菌方法。

（3）不耐热、耐湿手术器械应首选低温灭菌方法，无条件的医疗机构可采用灭菌剂浸泡灭菌。

（4）耐热、不耐湿手术器械可采用干热灭菌方法。

（5）外来医疗器械，医疗机构应要求器械公司提供清洗、包装、灭菌方法和灭菌循环参数，并遵循其灭菌方法和灭菌循环参数的要求进行灭菌。

（6）植入物，医疗机构应要求器械公司提供植入物的材质、清洗、包装、灭菌方法和灭菌循环参数，并遵循其灭菌方法和灭菌循环参数的要求进行灭菌，植入物灭菌应在生物监测结果合格后放行；紧急情况下植入物的灭菌应遵循 WS310.3 的要求。

（7）动力工具分气动式和电动式，一般由钻头、锯片、主机、输气连接线、电池等组成。应按照使用说明的要求对各种部件进行清洗、包装与灭菌。

2. 手术敷料的灭菌

（1）棉布类敷料和棉纱类敷料应首选压力蒸汽灭菌。

（2）符合 YY/T 0506.1 要求的手术敷料，应根据不同材质选择相应的灭菌方法。

3. 手术缝线的灭菌

（1）手术缝线分类：分为可吸收缝线和非吸收缝线。可吸收缝线包括普通肠线、铬肠线、人工合成可吸收缝线等。非吸收缝线包括医用丝线、聚丙烯缝线、聚酯缝线、尼龙线、金属线等。

（2）灭菌方法：根据不同材质选择相应的灭菌方法。

（3）注意事项：所有缝线不应重复灭菌使用。

4. 其他高度危险性物品的灭菌：应根据被灭菌物品的材质采用适宜的灭菌方法。

（二）中度危险性物品的消毒

1. 中度危险性物品如口腔护理用具等耐热、耐湿物品，应首选压力蒸汽灭菌，不耐热的物品如体温计（肛表或口表）、氧气面罩、麻醉面罩应采用高水平消毒或中水平消毒。

2. 通过管道间接与浅表体腔黏膜接触的器具如氧气湿化瓶、胃肠减压器、吸引器、引流瓶等的消毒方法如下：

（1）耐高温、耐湿的管道与引流瓶应首选湿热消毒。

（2）不耐高温的部分可采用中效或高效消毒剂如含氯消毒剂等以上的消毒剂浸泡消毒。

（3）呼吸机和麻醉机的螺纹管及配件宜采用清洗消毒机进行清洗与消毒。

（4）无条件的医院，呼吸机和麻醉机的螺纹管及配件可采用高效消毒剂如含氯消毒剂等以上的消毒剂浸泡消毒。

3. 注意事项

（1）待消毒物品在消毒灭菌前应充分清洗干净。

（2）管道中有血迹等有机物污染时，应采用超声波和医用清洗剂浸泡清洗。清洗后的物品应及时进行消毒。

（3）使用中的消毒剂应监测其浓度，在有效期内使用。

（三）低度危险性物品的消毒

1. 诊疗用品的清洁与消毒：诊疗用品如血压计袖带、听诊器等保持清洁，遇有污染应及时先清洁，后采用中、低效的消毒剂进行消毒。

2. 患者生活卫生用品的清洁与消毒：患者生活卫生用品如毛巾、面盆、痰盂（杯）、便器、餐饮具等保持清洁，个人专用，定期消毒；患者出院、转院或死亡进行终末消毒。消毒方法可采用中、低效的消毒剂消毒，便器可使用冲洗消毒器进行清洗消毒。

3. 患者床单元的清洁与消毒

（1）医疗机构应保持床单元清洁。

（2）医疗机构应对床单元（含床栏、床头柜等）的表面进行定期清洁和（或）消毒，遇污染应及时清洁与消毒；患者出院时应进行终末消毒。消毒方法应采用合法、有效的消毒剂如复合季铵盐消毒液、含氯消毒剂擦拭消毒，或采用合法、有效的床单元消毒器进行清洗和/或消毒，消毒剂或消毒器使用方法与注意事项等应遵循产品的使用说明。

（3）直接接触患者的床上用品如床单、被套、枕套等，应一人一更换；患者住院时间长时，应每周更换；遇污染应及时更换。更换后的用品应及时清洗与消毒，消毒方法应合法、有效。

（4）间接接触患者的被芯、枕芯、褥子、病床隔帘、床垫等，应定期清洗与消毒；遇污染应及时更换、清洗与消毒。甲类及按甲类管理的乙类传染病患者、不明原因病原体感染患者等使用后的上述物品应进行终末消毒，消毒方法应合法、有效，其使用方法与注意事项等遵循产品的使用说明，或按医疗废物处置。

（四）皮肤与黏膜消毒

1. 穿刺部位的皮肤消毒

（1）消毒方法

① 用浸有碘伏消毒液原液的无菌棉球或其他替代物品局部擦拭 2 遍,作用时间遵循产品的使用说明。

② 使用碘酊原液直接涂擦皮肤表面 2 遍以上,作用时间 1～3 min,待稍干后再用 70%～80%乙醇(体积分数)脱碘。

③ 使用有效含量≥2 g/L 氯己定-乙醇(70%,体积分数)溶液局部擦拭 2～3 遍,作用时间遵循产品的使用说明。

④ 使用 70%～80%(体积分数)乙醇溶液擦拭消毒 2 遍,作用时间 3 min。

⑤ 使用复方季铵盐消毒剂原液擦拭皮肤消毒,作用时间 3～5 min。

⑥ 其他方法、有效的皮肤消毒产品,按照新产品的使用说明书操作。

(2) 消毒范围

肌肉、皮下及静脉注射、针灸部位、各种诊疗性穿刺等消毒方法主要是涂擦,以注射或穿刺部位为中心,由内向外缓慢旋转,逐步涂擦,共 2 次,消毒皮肤面积应≥5 cm×5 cm。中心静脉导管如短期中心静脉导管、PICC、植入式血管通路的消毒范围直径应＞15 cm,至少应大于敷料面积(10 cm×12 cm)。

2. 手术切口部位的皮肤消毒

(1) 清洁皮肤

手术部位的皮肤应先清洁;对于器官移植手术和处于重度免疫抑制状态的患者,术前可用抗菌或抑菌皂液或 20 000 mg/L 葡萄糖酸氯己定擦拭洗净全身皮肤。

(2) 消毒方法

① 使用浸有碘伏消毒液原液的无菌棉球或其他替代物品局部擦拭 2 遍,作用时间≥2 min。

② 使用碘酊原液直接涂擦皮肤表面,等稍干后再用 70%～80%乙醇(体积分数)脱碘。

③ 使用有效含量≥2 g/L 氯己定-乙醇(70%,体积分数)溶液局部擦拭 2～3 遍,作用时间遵循产品的使用说明。

④ 其他合法、有效的手术切口皮肤消毒产品,按照产品使用说明书操作。

(3) 消毒范围:应在手术野及其外扩展≥15 cm 部位由内向外擦拭。

3. 病原微生物污染皮肤的消毒

(1) 彻底冲洗。

(2) 消毒。采用碘伏原液擦拭,作用时间 3～5 min;或用乙醇、异丙醇与氯己定配制成的消毒液等擦拭消毒,作用时间 3～5 min。

4. 黏膜、伤口创面消毒

(1) 擦拭法

① 使用含有效碘 1 000～2 000 mg/L 的碘伏擦拭,作用到规定时间。

② 使用有效含量≥2 g/L 氯己定-乙醇(70％,体积分数)溶液局部擦拭 2～3 遍,作用时间遵循产品的使用说明。

③ 采用 1 000～2 000 mg/L 季铵盐,作用到规定时间。

(2) 冲洗法

① 使用有效含量≥2 g/L 氯己定水溶液冲洗或漱洗,至冲洗液或漱洗液变清为止。

② 采用 3％(30 g/L)过氧化氢冲洗伤口、口腔含漱,作用到规定时间。

③ 使用含有效碘 500 mg/L 的消毒液冲洗,作用到规定时间。

(3) 注意事项

① 其他合法有效的黏膜、伤口创面消毒产品,按照产品使用说明书进行操作。

② 如消毒液注明不能用于孕妇,则不可用于怀孕妇女的会阴部及阴道手术部位的消毒。

(五) 地面和物体表面的清洁与消毒

1. 清洁和消毒方法

(1) 地面的清洁与消毒。地面无明显污染时,采用湿式清洁。当地面受到患者血液、体液等明显污染时,先用吸湿材料去除可见的污染物,再清洁和消毒。

(2) 物体表面的清洁与消毒。室内用品如桌子、椅子、凳子、床头柜等的表面无明显污染时,采用湿式清洁。当受到明显污染时,先用吸湿材料去除可见的污染物,然后再清洁和消毒。

(3) 感染高风险的部门地面和物体表面的清洁与消毒。感染高风险的部门如手术部(室)、产房、导管室、洁净病房、骨髓移植病房、器官移植病房、重症监护病房、新生儿室、血液透析病房、烧伤病房、感染疾病科、口腔科、检验科、急诊等病房与部门的地面与物体表面应保持清洁、干燥,每天进行消毒,遇明显污染随时去污与消毒,地面消毒采用含 400～700 mg/L 有效氯的含氯消毒液擦拭,作用 30 min,物体表面消毒方法同地面或采用 1 000～2 000 mg/L 季铵盐类消毒液擦拭。

(4) 注意事项。地面和物体表面应保持清洁,当遇到明显污染时,应及时进行消毒处理,所用消毒剂应符合国家相关要求。

2. 清洁用品的消毒

(1) 手工清洗与消毒

① 擦拭布巾清洗干净,在 250 mg/L 有效氯消毒剂(或其他有效消毒剂)中浸泡 30 min,冲净消毒液,干燥备用。

② 地巾清洗干净,在 500 mg/L 有效氯消毒剂中浸泡 30 min,冲净消毒液,干燥备用。

（2）自动清洗与消毒

使用后的布巾、地巾等物品放入清洗器内，按照清洗器产品使用说明进行清洗与消毒，一般程序包括水洗、洗涤剂洗、清洗、消毒、烘干，取出备用。

3. 注意事项

布巾、地巾应分区使用。

五、常用物理消毒灭菌方法

（一）压力蒸汽灭菌

1. 适用范围

适用于耐热、耐湿诊疗器械、器具和物品的灭菌。下排气压力蒸汽灭菌还适用于液体的灭菌，快速压力蒸汽灭菌适用于裸露的耐热、耐湿诊疗器械、器具和物品的灭菌。压力蒸汽灭菌不适用于油类和粉剂的灭菌。

2. 分类

根据排放冷空气的方式和程度不同，分为下排气式压力蒸汽灭菌器和预排气压力蒸汽灭菌器两大类。根据灭菌时间的长短，压力蒸汽灭菌程序包括常规压力蒸汽灭菌程序和快速压力蒸汽灭菌程序。

3. 灭菌方法

（1）下排气压力蒸汽灭菌

下排气压力蒸汽灭菌器包括手提式压力蒸汽灭菌器和卧式压力蒸汽灭菌器等，灭菌程序一般包括前排气、灭菌、后排气和干燥等过程，具体操作方法遵循生产厂家的使用说明或指导手册。灭菌器的灭菌参数一般为温度 121 ℃，压强 102.9 kPa，器械灭菌时间 20 min，敷料灭菌时间 30 min。

（2）预排气压力蒸汽灭菌

灭菌器的灭菌程序一般包括 3 次以上的预真空和充气等脉动排气、灭菌、后排气和干燥等过程，具体操作方法遵循生产厂家的使用说明或指导手册。灭菌器的灭菌参数一般为温度 132～134 ℃，压强 205.8 kPa，灭菌时间 4 min。

（3）快速压力蒸汽灭菌

快速压力蒸汽灭菌包括下排气、正压排气和预排气压力蒸汽灭菌，其灭菌参数如时间和温度由灭菌器性质、灭菌物品材料性质（带孔或不带孔）、是否裸露而定。具体操作方法遵循生产厂家的使用说明或指导手册。

（4）注意事项

① 每天设备运行前应进行安全检查，检查内容包括：

· 灭菌器柜门密封圈平整无损坏，柜门安全锁扣灵活、安全有效；

· 灭菌器压力表处在"0"的位置；

· 由柜室排气口倒入 500 ml 水，检查有无阻塞；

- 关闭灭菌器柜门,通蒸汽检查有无泄漏;
- 检查蒸汽调节阀是否灵活、准确,压力表与温度计的标示是否吻合,排气口温度计是否完好;
- 记录打印装置处于备用状态;
- 电源、水源、蒸汽、压缩空气等运行条件符合设备要求。

② 灭菌前应进行灭菌器的预热。

③ 检查安全阀是否在蒸汽压力达到规定的安全限度时被冲开。

④ 灭菌包质量要求:器械包质量不宜超过 7 kg,敷料包质量不宜超过 5 kg。

⑤ 灭菌包体积要求:下排气压力蒸汽灭菌器不宜超过 30 cm×30 cm×25 cm,预排气压力蒸汽灭菌器不宜超过 30 cm×30 cm×50 cm。

⑥ 灭菌结束后,压力表在蒸汽排尽时应在"0"位。

⑦ 手提式或卧式压力蒸汽灭菌器主体与顶盖应无裂缝和变形,不应使用无排气软管或软管锈蚀的手提式压力蒸汽灭菌器。

⑧ 卧式压力蒸汽灭菌器输入蒸汽的压强不宜过高,夹层的温度不能高于灭菌室的温度。

⑨ 预排气压力蒸汽灭菌器应在每日开始灭菌运行前空载进行 B—D 试验,检测其空气排出效果。

⑩ 下排气、预排气压力蒸汽灭菌器的具体操作步骤、常规保养和检查措施,应遵循生产厂家的使用说明或指导手册。

⑪ 快速灭菌程序不应作为物品的常规灭菌程序。应急情况下使用时,只适用于灭菌裸露物品,使用卡式盒或者专用灭菌容器盛放。灭菌后的物品应尽快使用,不应储存,无有效期。

表 5.1　快速压力蒸汽灭菌(132~134 ℃)所需最短时间

物品种类	下排气压力蒸汽灭菌		正压排气压力蒸汽灭菌		预排气压力蒸汽灭菌	
	灭菌温度/℃	灭菌时间/min	灭菌温度/℃	灭菌时间/min	灭菌温度/℃	灭菌时间/min
不带孔物品	132	3	134	3.5	132	3
带孔物品	132	10	134	3.5	132	4
不带孔＋带孔物品	132	10	134	3.5	132	4

（二）干热灭菌

1. 适用范围

适用于耐热、不耐湿、蒸汽或气体不能穿透物品的灭菌,如玻璃、金属等医疗用品和油类、粉剂等制品的灭菌。

2. 灭菌方法

采用干热灭菌器进行灭菌,灭菌参数一般为:150 ℃,150 min;160 ℃, 120 min;170 ℃,60 min;180 ℃,30 min。

3. 注意事项

(1)灭菌时灭菌物品不应与灭菌器内腔底部及四壁接触,灭菌后温度降到 40 ℃以下再开启灭菌器柜门。

(2)灭菌物品包体积不应超过 10 cm×10 cm×20 cm,油剂、粉剂的厚度不应超过 0.6 cm,凡士林纱布条厚度不应超过 1.3 cm,装载高度不应超过灭菌器内腔高度的 2/3,物品间应留有空隙。

(3)设置灭菌温度应充分考虑灭菌物品对温度的耐受力;灭菌有机物品或用纸质包装的物品时,温度应≤170 ℃。

(4)灭菌温度达到要求时,应打开柜体的排风装置。

(5)灭菌操作应遵循生产厂家的使用说明或指导手册。

六、常用化学灭菌方法

(一)环氧乙烷气体灭菌

1. 适用范围

适用于不耐热、不耐湿的诊疗器械、器具和物品的灭菌,如电子仪器、光学仪器、纸质制品、化纤制品、塑料制品、陶瓷及金属制品等诊疗用品的灭菌。不适用于食品、液体、油脂类、粉剂类等灭菌。

2. 灭菌方法

(1)灭菌程序包括预热,预湿,抽真空,通入气体环氧乙烷达到预定浓度,维持灭菌时间,清除灭菌柜内环氧乙烷气体,解析灭菌物品内环氧乙烷的残留等过程。

(2)灭菌时应采用 100% 纯环氧乙烷或环氧乙烷和二氧化碳混合气体,不应使用氟利昂。

(3)应按照环氧乙烷灭菌器生产厂家的操作使用说明或指导手册,根据灭菌物品种类、包装、装载量与方式的不同,选择合适的温度、浓度和时间等灭菌参数。采用新的灭菌程序,新类型诊疗器械、新包装材料使用环氧乙烷气体灭菌前,应验证灭菌效果。

(4)除金属和玻璃材质以外的灭菌物品,灭菌后应经过解析,解析时间:50 ℃,12 h;60 ℃,8 h;残留环氧乙烷应符合 GB/T 16886.7 的要求。解析过程应在环氧乙烷灭菌柜内继续进行,输入的空气应经过高效过滤(滤除≥0.3 μm 粒子 99.6% 以上)或放入专门的通风柜内。不应采用自然通风法进行解析。

3. 灭菌前物品准备与包装

(1) 灭菌物品应彻底清洗干净。

(2) 包装应采用专用的包装材料，包括纸、包装袋（纸袋、纸塑袋等）、非织造布，包装材料应分别符合 YY/T 0698.2、YY/T 0698.4、YY/T 0698.5 和 YY/T 0698.8 的要求，新型包装材料应符合 GB/T 19633 的有关规定。

4. 灭菌物品装载

(1) 灭菌柜内装载物品周围应留有空隙，物品应放于金属网状篮筐内或金属网架上，纸塑包装应侧放。

(2) 物品装载量不应超过柜内总容积的 80%。

5. 注意事项

(1) 灭菌器安装应符合要求，包括通风良好，远离火源，灭菌器各侧（包括上方）应预留 51 cm 空间。应安装专门的排气管道，且与大楼其他排气管道完全隔离。

(2) 应有专门的排气管道系统，排气管应为不通透环氧乙烷的材料如铜等制成，垂直部分长度超过 3 m 时应加装集水器。排气管应导至室外，并于出口处反转向下；距排气口 7.6 m 范围内不应有易燃易爆物和建筑物的入风口如门或窗；排气管不应有凹陷或回卷。

(3) 环氧乙烷灭菌气瓶或气罐应远离火源和静电，通风良好，无日晒，存放温度低于 40 ℃，不应置于冰箱中，应严格按照国家制定的有关易燃易爆物品储存要求进行处理。

(4) 每年对工作环境中环氧乙烷浓度进行监测记录，在每日 8 h 工作中，环氧乙烷浓度 TWA（时间加权平均浓度）应不超过 1.82 mg/m³（1 mg/L）。

(5) 消毒员应经过专业知识和紧急事故处理的培训。人过度接触环氧乙烷后，应迅速将其移离中毒现场，立即吸入新鲜空气；皮肤接触后，用水冲洗接触处至少 15 min，同时脱去脏衣服；眼睛接触液态环氧乙烷或高浓度环氧乙烷气体冲洗眼至少 10 min，并均应尽快就诊。

（二）过氧化氢低温等离子体灭菌

1. 适用范围

适用于不耐热、不耐湿的诊疗器械的灭菌，如电子仪器、光学仪器等诊疗器械的灭菌，不适用于布类、纸类、水、油类、粉剂等材质的灭菌。

2. 灭菌方法

(1) 应在专用的过氧化氢低温等离子体灭菌器内进行，一次灭菌过程包含若干个循环周期，每个循环周期包括抽真空、过氧化氢注入、扩散、等离子化、通风五个步骤。

（2）应遵循过氧化氢低温等离子体灭菌生产厂家的操作使用说明书,根据灭菌物品种类、包装、装载量与方式的不同,选择合适的灭菌程序,每种程序应满足相对应的温度、过氧化氢浓度和用量、灭菌时间等灭菌参数。

3. 注意事项

（1）灭菌物品应清洗干净、干燥。

（2）灭菌物品的包装材料应符合 YY/T 0698.2 的非织造布和 YY/T 0698.5 复合型组合袋的要求。

（3）灭菌包不应叠放,不应接触灭菌腔内壁。

（三）低温甲醛蒸汽灭菌

1. 适用范围

适用于不耐湿、热的诊疗器械、器具和物品的灭菌,如电子仪器、光学仪器、管腔器械、金属器械、玻璃器皿、合成材料物品等的灭菌。

2. 灭菌方法

（1）低温甲醛蒸汽灭菌程序应包括:预热、预真空、排气、蒸汽注入、湿化、升温,反复甲醛蒸发、注入,甲醛穿透,灭菌（在预设的压力、温度下持续一定时间）,反复蒸汽冲洗灭菌腔内甲醛,反复空气冲洗、干燥、冷却,恢复灭菌仓内正常压力。

（2）根据低温甲醛蒸汽灭菌器的要求,采用 2% 复方甲醛溶液或福尔马林溶液（35%~40% 甲醛）进行灭菌,每个循环的 2% 复方甲醛溶液或福尔马林溶液（35%~40% 甲醛）用量根据装载量不同而异。灭菌参数:温度 55~80 ℃,灭菌维持时间为 30~60 min。

3. 注意事项

（1）应采用取得卫健委消毒产品卫生许可批件的低温甲醛蒸汽灭菌器,并使用专用灭菌溶液进行灭菌,不应采用自然挥发或熏蒸的灭菌方法。

（2）低温甲醛蒸汽灭菌器操作者应培训上岗,并具有相应的职业防护知识和技能。

（3）低温甲醛蒸汽灭菌器的安装及使用应遵循生产厂家使用说明书或指导手册,必要时应设置专用的排气系统。

（4）运行时的周围环境甲醛浓度应 <0.5 mg/m^3,排水内的甲醛浓度应符合国家有关规定,灭菌物品上的甲醛残留均值应 $\leqslant 4.5$ μg/cm^2。在灭菌器内经过甲醛残留处理的灭菌物品,取出后可直接使用。

（5）灭菌包装材料应使用与压力蒸汽灭菌法相同或专用的纸塑包装、无纺布、硬质容器,不应使用可吸附甲醛或甲醛不易穿透的材料如布类、普通纸类、聚乙烯膜、玻璃纸等。

（6）装载时,灭菌物品应摊开放置,中间留有一定的缝隙,物品表面应尽量暴露。使用纸塑包装材料时,包装应竖立,纸面对塑面依序排放。

(7) 消毒后,应去除残留甲醛气体,采用抽气通风或用氨水中和法。

七、其他消毒方法

(一)紫外线消毒

1. 适用范围

适用于室内空气和物体表面的消毒。

2. 紫外线消毒灯要求

(1) 紫外线消毒灯在电压为 220 V、相对湿度为 60%、温度为 20 ℃时,波长为 253.7 nm 紫外线辐照强度(使用中的强度)应不低于 70 $\mu W/cm^2$。

(2) 应定期监测消毒紫外线的辐照强度,当辐照强度低到要求值以下时,应及时更换。

(3) 紫外线消毒灯的使用寿命,即新灯的辐照强度降低到 70 $\mu W/cm^2$ 的时间(功率≥30 W),或降低到原来新灯辐照强度的 70%(功率<30 W)的时间,应不低于 1 000 h。紫外线灯生产单位应提供实际使用寿命。

3. 使用方法

(1) 在室内无人的状态下,采用悬吊式或移动式紫外线灯直接照射消毒。灯管吊装高度距离地面 1.8~2.2 m。安装紫外线灯的数量为平均≥1.5 W/m^3,照射时间≥30 min。

(2) 采用紫外线消毒器对空气及物体表面进行消毒。其消毒方法及注意事项应遵循生产厂家的使用说明。

(3) 消毒时对环境的要求。紫外线直接照射消毒空气时,关闭门窗,保持消毒空间内环境清洁、干燥。消毒空气的适宜温度 20 ℃~40 ℃,相对湿度低于80%。

4. 注意事项

(1) 应保持紫外线灯表面清洁,每周用酒精布巾擦拭一次,发现灯管表面有灰尘、油污等时,应随时擦拭。

(2) 用紫外线灯消毒室内空气时,房间内应保持清洁干燥。当温度低于20 ℃或高于 40 ℃,相对湿度大于 60%时,应适当延长照射时间。

(3) 采用紫外线消毒物体表面时,应使消毒物品表面充分暴露于紫外线。

(4) 采用紫外线消毒纸张、织物等粗糙表面时,应适当延长照射时间,且物品两面均应受到照射。

(5) 采用紫外线杀灭被有机物保护的微生物及空气中悬浮粒子多时,应加大照射剂量。

（6）不应使紫外线光源直接照射到人。

（7）不应在易燃、易爆的场所使用。

（8）紫外线强度计每年至少标定一次。

（二）臭氧消毒

1. 适用范围

适用于无人状态下病房、口腔科等场所的空气消毒和物体表面的消毒。

2. 使用方法

（1）空气消毒：在封闭空间内、无人状态下，采用 20 mg/m³ 浓度的臭氧作用 30 min，对自然菌的杀灭率达到 90％ 以上。消毒后应开窗通风 ≥ 30 min，人员方可进入室内。

（2）物体表面消毒：在密闭空间内，相对湿度 ≥ 70％，采用 60 mg/m³ 浓度的臭氧作用 60～120 min。

3. 注意事项

（1）有人情况下室内空气中允许臭氧浓度为 ≤ 0.16 mg/m³。

（2）臭氧为强氧化剂，使用时对多种物品有损坏作用，包括使铜片出现绿色锈斑，使橡胶老化、变色、弹性降低，使织物漂白褪色等。

（3）臭氧的杀菌作用受多种因素包括温度、相对湿度和有机物等的影响。

（三）煮沸消毒

1. 适用范围

适用于金属、玻璃制品、餐饮具、织物或其他耐热、耐湿物品的消毒。

2. 使用方法

将待消毒物品完全浸没水中，加热水沸腾后维持 ≥ 15 min。

3. 注意事项

（1）从水沸腾时开始计消毒时间，中途加入物品应重新计时。

（2）消毒物品应保持清洁，所消毒的物品应全部浸没于水中，可拆卸物品应拆开。

（3）高海拔地区应适当延长煮沸时间。

（4）煮沸消毒用水宜使用软水。

（四）流动蒸汽消毒

1. 适用范围

适用于医疗器械、器具和物品手工清洗后的初步消毒，餐饮具和部分卫生用品等耐热、耐湿物品的消毒。

2. 使用方法

通过流动蒸汽发生器、蒸锅等，当水沸腾后产生水蒸气，蒸汽温度为 100 ℃，相对湿度为 80％～100％时，作用时间 15～30 min。

3. 注意事项

（1）消毒作用时间应从水沸腾后有蒸汽冒出时算起。

（2）消毒物品应清洁干燥，垂直放置，物品之间留有一定空隙。

（3）高海拔地区应适当延长消毒时间。

八、常用消毒液

（一）戊二醛

1. 适用范围

适用于不耐热诊疗器械、器具与物品的浸泡消毒与灭菌。

2. 使用方法

（1）诊疗器械、器具与物品的消毒与灭菌：将洗净、干燥的诊疗器械、器具与物品放入 2％的碱性戊二醛中完全浸没，并应去除器械表面的气泡，容器加盖，温度 20～25 ℃，消毒作用时间按产品使用说明的规定时间，灭菌作用时间不少于 10 h，无菌方式取出后用无菌水反复冲洗干净，再用无菌纱布等擦干后使用。其他戊二醛制剂的用法遵循卫生行政部门或国家相关规定进行。

（2）用于内镜的消毒或灭菌：应遵循国家有关要求。

3. 注意事项

（1）诊疗器械、器具与物品在消毒前应彻底清洗、干燥。新启用的诊疗器械、器具与物品先除去油污及保护膜，再用清洁剂清洗去除油脂，干燥后及时消毒或灭菌。

（2）戊二醛对人有毒性，应在通风良好的环境中使用。戊二醛对皮肤和黏膜有刺激性，使用时应注意个人防护。不慎接触，应立即用清水连续冲洗干净，必要时就医。

（3）戊二醛不应用于物体表面的擦拭或喷雾消毒、室内空气消毒、手和皮肤黏膜的消毒。

（4）强化酸性戊二醛使用前应先加入 pH 调节剂（碳酸氢钠），再加防锈剂（亚硝酸盐）充分混匀。

（5）用于浸泡灭菌的容器应洁净、密闭，使用前应先经灭菌处理。

（6）在 20～25 ℃温度条件下，加入 pH 调节剂和亚硝酸钠后的戊二醛溶液连续使用时间应≤14 d。每天使用前用戊二醛化学指示卡检测戊二醛的最低有效浓度，如化学指示卡显示浓度低于最低有效浓度，应废弃该消毒剂，重新更换，应确保使用中戊二醛浓度符合产品使用说明的要求。

（7）戊二醛应密封，避光，置于阴凉、干燥、通风的环境中保存。

（二）邻苯二甲醛

【适用范围】

适用于不耐热诊疗器械、器具与物品的浸泡消毒。

【使用方法】

（1）将待消毒的诊疗器械、器具与物品完全没于含量为 5.5 g/L、pH 为 7.0～8.0、温度 20～25 ℃的邻苯二甲醛溶液中浸泡，消毒容器加盖，作用 5～12 min。

（2）用于内镜的消毒应遵循国家有关要求。

【注意事项】

（1）诊疗器械、器具与物品消毒前应彻底清洗、干燥。新启用的诊疗器械、器具与物品先除去油污及保护膜，再用清洁剂清洗去除油脂，干燥后及时消毒。

（2）使用时应注意通风。直接接触邻苯二甲醛会引起眼睛、皮肤、消化道、呼吸道黏膜损伤。接触皮肤、黏膜会导致着色，处理时应谨慎、戴手套；当邻苯二甲醛溅入眼内时应及时用水冲洗，必要时就诊。

（3）配制使用应采用专用塑料容器，避免着色。

（4）消毒液连续使用应≤14 d。每天使用前用邻苯二甲醛化学指示卡检测邻苯二甲醛的最低有效浓度，如化学指示卡显示浓度低于最低有效浓度，应废弃该消毒剂，重新更换，应确保使用中的浓度符合产品使用说明的要求。

（5）邻苯二甲醛应密封，避光，置于阴凉、干燥、通风的环境中保存。

（三）过氧乙酸

【适用范围】

适用于耐腐蚀物品、环境、室内空气等的消毒。专用机械消毒设备适用于内镜的灭菌。

【使用方法】

（1）消毒液配制

二元包装的过氧乙酸，使用前按产品使用说明书要求将 A 液、B 液混合并放置所需时间。

（2）消毒方法

① 浸泡法。将待消毒的物品浸没于装有过氧乙酸的容器中，加盖。对一般物体表面，用 0.1%～0.2%（1 000～2 000 mg/L）过氧乙酸溶液浸泡 30 min；对耐腐蚀医疗器械的高水平消毒，采用 0.5%（5 000 mg/L）过氧乙酸冲洗作用 10 min，用无菌方法取出后采用无菌水冲洗干净，无菌巾擦干后使用。

② 擦拭法。大件物品或其他不能用浸泡法消毒的物品用擦拭法消毒。消毒使用的过氧乙酸溶液浓度和作用时间同浸泡法。

③ 喷洒法。用于环境消毒时，用 0.2%～0.4%(2 000～4 000 mg/L)过氧乙酸溶液喷洒，作用 30～60 min。

④ 喷雾法。采用电动超低容量喷雾器，使用 5 000 mg/L 过氧乙酸溶液，按照 20～30 ml/m³ 的用量进行喷雾消毒，作用 60 min。

⑤ 熏蒸法。使用 15% 过氧乙酸(7 ml/m³)加热蒸发，相对湿度 60%～80%、室温熏蒸 2 h。

⑥ 使用以过氧乙酸为灭菌剂的专用机械消毒设备灭菌内镜时，应遵循卫健委消毒产品卫生许可批件的适用范围及操作方法。

【注意事项】

(1) 过氧乙酸不稳定，应贮存于通风阴凉处，远离可燃物质。用前应测定有效含量，原液浓度低于 12% 时不应使用。

(2) 稀释液应现用现配，使用时限≤24 h。

(3) 过氧乙酸对多种金属和织物有很强的腐蚀和漂白作用，金属制品与织物经浸泡消毒后，及时用符合要求的水冲洗干净。

(4) 接触过氧乙酸时应采取防护措施；不慎溅入眼中或皮肤上，应立即用大量清水冲洗。

(5) 空气熏蒸消毒时，室内应在无人状态。

(四) 过氧化氢

【适用范围】

适用于外科伤口、皮肤黏膜冲洗消毒，室内空气消毒。

【使用方法】

(1) 伤口、皮肤黏膜消毒：采用 3% 过氧化氢冲洗、擦拭，作用 3～5 min。

(2) 室内空气消毒：使用气溶胶喷雾器，采用 3% 过氧化氢溶液按照 20～30 ml/m³ 的用量喷雾消毒，作用 60 min。

【注意事项】

(1) 过氧化氢应避光、避热，室温下储存。

(2) 过氧化氢对金属有腐蚀性，对织物有漂白作用。

(3) 喷雾时应采取防护措施；谨防溅入眼内或皮肤黏膜上，一旦溅上及时用清水冲洗。

(五) 二氧化氯

【适用范围】

适用于物品、环境、物体表面及空气的消毒。

【使用方法】

(1) 消毒液配制

二元包装消毒液，使用前需在二氧化氯稳定液中加入活化剂；一元包装的粉剂及片剂,应加入蒸馏水溶解,放置所需时间。根据有效含量,按稀释定律,用蒸馏水将二氧化氯稀释成所需浓度。

(2) 消毒方法

① 浸泡法。将待消毒物品浸没于装有二氧化氯溶液的容器中,加盖。对细菌繁殖体污染物品的消毒,用 100~250 mg/L 二氧化氯溶液溶液浸泡 30 min;对肝炎病毒和结核分枝杆菌污染物品的消毒,用 500 mg/L 二氧化氯溶液浸泡 30 min;对细菌芽孢污染物品的消毒,用 1 000 mg/L 二氧化氯溶液浸泡 30 min。

② 擦拭法。大件物品或其他不能用浸泡法消毒的物品用擦拭法消毒。消毒使用的二氧化氯溶液浓度和作用时间同浸泡法。

③ 喷洒法。细菌繁殖体污染的表面,用 500 mg/L 二氧化氯溶液均匀喷洒,作用 30 min;肝炎病毒和结核杆菌污染的表面,用 1 000 mg/L 二氧化氯溶液均匀喷洒,作用 60 min。

④ 室内空气消毒,使用气溶胶喷雾器,采用 500 mg/L 二氧化氯溶液按照 20~30 ml/m³ 的用量喷雾消毒,作用 30~60 min;或采用二氧化氯溶液按照 10~20 mg/m³ 加热蒸发或加激活剂熏蒸消毒。消毒剂用量、消毒时间、操作方法和注意事项等应遵循产品的使用说明。

【注意事项】

(1) 置于干燥、通风处保存。

(2) 稀释液应现配现用,使用时限≤24 h。

(3) 对碳钢、铝有中度腐蚀性,对铜、不锈钢有轻度腐蚀性。金属制品经二氧化氯消毒后,应及时用符合要求的水冲洗干净、干燥。

(六) 含氯消毒剂

【适用范围】

适用于物品、物体表面、分泌物、排泄物等的消毒。

【使用方法】

(1) 消毒液配制

根据产品有效氯含量,按稀释定律,用蒸馏水稀释成所需浓度。

(2) 使用方法

① 浸泡法。将待消毒的物品浸没于装有含氯消毒剂溶液的容器中,加盖。对细菌繁殖体污染物品的消毒,用含有效氯 500 mg/L 的消毒液浸泡>10 min;对经血传播病原体、分枝杆菌和细菌芽孢污染物品的消毒,用含有效氯 2 000~5 000 mg/L 消毒液,浸泡>30 min。

② 擦拭法。大件物品或其他不能浸泡消毒的物品用擦拭消毒,消毒所用的消毒剂浓度和作用时间同浸泡法。

③ 喷洒法。一般污染的物品表面,用含有效氯 400～700 mg/L 的消毒液均匀喷洒,作用 10～30 min;经血传播病原体、结核杆菌等污染的表面,用含有效氯 2 000 mg/L 的消毒液均匀喷洒,作用＞60 min。喷洒后有强烈的刺激性气味,人员应离开现场。

④ 干粉消毒法。对分泌物、排泄物的消毒,用含氯消毒剂干粉加入分泌物、排泄物中,使有效氯含量达到 10 000 mg/L,搅拌后作用＞2 h;对医院污水的消毒,用干粉按有效氯 50 mg/L 用量加入污水中,并搅拌均匀,作用 2 h 后排放。

【注意事项】

(1) 粉剂应于阴凉处避光、防潮、密封保存,水剂应于阴凉处避光、密闭保存。使用消毒剂应现配现用,使用时限≤24 h。

(2) 配制漂白粉等粉剂溶液时,应戴口罩、手套。

(3) 未加防锈剂的含氯消毒剂对金属有腐蚀性,不应做金属器械的消毒。加防锈剂的含氯消毒剂对金属器械消毒后,应用无菌蒸馏水冲洗干净,干燥后使用。

(4) 含氯消毒剂对织物有腐蚀和漂白作用,不应用于有色织物的消毒。

(七) 醇类消毒剂(含乙醇、异丙醇、正丙醇,或两种成分的复方制剂)

【适用范围】

适用于手、皮肤、物体表面及诊疗器具的消毒。

【使用方法】

(1) 手消毒。使用符合国家有关规定的含醇类手消毒剂。

(2) 皮肤消毒。使用体积分数 70%～80% 的乙醇溶液擦拭皮肤 2 遍,作用 3 min。

(3) 物体表面的消毒。使用体积分数 70%～80% 的乙醇溶液擦拭物体表面 2 遍,作用 3 min。

(4) 诊疗器具的消毒。将待消毒的物品浸没于装有体积分数 70%～80% 的乙醇溶液中消毒≥30 min,加盖;或进行表面擦拭消毒。

【注意事项】

(1) 醇类易燃,不应有明火。

(2) 不应用于被血、脓、粪便等有机物严重污染表面的消毒。

(3) 用后应盖紧,密闭,置于阴凉处保存。

(4) 醇类过敏者慎用。

(八) 碘伏

【适用范围】

适用于手、皮肤、黏膜及伤口的消毒。

【使用方法】

（1）消毒液配制

一般情况下，不允许自配消毒剂，冲洗黏膜时，根据有效碘含量用灭菌注射用水或纯化水，按照稀释定律，将碘伏稀释成所需浓度。

（2）消毒方法

① 擦拭法。皮肤擦拭消毒，用浸有碘伏消毒液原液的无菌棉球或其他替代物品擦拭被消毒部位。手术部位的皮肤消毒，用碘伏消毒液原液局部擦拭2～3遍，作用至少2 min。注射部位的皮肤消毒，用碘伏消毒液原液局部擦拭2遍，作用时间遵循产品的使用说明。黏膜及创面消毒，按照产品使用说明书将原液稀释成所需浓度擦拭，作用3～5 min。

② 冲洗法。对阴道黏膜、创面的消毒，按照产品使用说明书使用。

【注意事项】

（1）应置于阴凉处避光、防潮、密封保存。

（2）含乙醇的碘制剂消毒液不应用于黏膜和伤口的消毒。

（3）碘伏对二价金属制品有腐蚀性，不应用于相应金属制品的消毒。

（4）碘过敏者慎用。

（九）碘酊

【适用范围】

适用于注射及手术部位皮肤的消毒。

【使用方法】

使用碘酊原液直接涂擦注射及手术部位皮肤2遍以上，作用时间1～3 min，待稍干后再用体积分数70%～80%的乙醇脱碘。

【注意事项】

（1）不宜用于破损皮肤、眼及口腔黏膜的消毒。

（2）不应用于碘酊过敏者；过敏体质者慎用。

（3）应置于阴凉处避光、防潮、密封保存。

（十）复方碘伏消毒液

【适用范围】

主要适用于医务人员的手、皮肤消毒，有些可用于黏膜消毒。应严格遵循卫健委消毒产品卫生许可批件规定的使用范围。

【使用方法】

（1）含有乙醇或异丙醇的复方碘伏消毒剂可用于手、皮肤消毒，原液擦拭1～2遍，作用1～2 min，不可用于黏膜消毒。

（2）有氯己定的复方碘伏消毒剂，用途同普通碘伏消毒剂，应遵循该消毒剂卫生许可批件的使用说明，慎用于腹腔冲洗消毒。

【注意事项】

同碘伏,使用中应注意复方物质的毒副作用。

（十一）氯己定

【适用范围】

适用于手、皮肤、黏膜的消毒。

【使用方法】

（1）擦拭法。手术部位及注射部位皮肤和伤口创面消毒,用有效含量≥2 g/L氯己定-乙醇(体积分数70%)溶液局部擦拭2～3遍,作用时间遵循产品的使用说明;外科手消毒用有效含量≥2 g/L氯己定-乙醇(体积分数70%)溶液,使用方法及作用时间应遵循产品使用说明。

（2）冲洗法。对口腔、阴道或伤口创面的消毒,用有效含量≥2 g/L氯己定水溶液冲洗,作用时间遵循产品的使用说明。

【注意事项】

不应与肥皂、洗衣粉等阴性离子表面活性剂混合使用或在其前后使用。

（十二）季铵盐类

【适用范围】

适用于环境、物体表面、皮肤与黏膜的消毒。

【使用方法】

（1）环境、物体表面消毒。一般用1 000～2 000 mg/L消毒液,浸泡或擦拭消毒,作用时间15～30 min。

（2）皮肤消毒。复方季铵盐消毒剂原液皮肤擦拭消毒,作用时间3～5 min。

（3）黏膜消毒。采用1 000～2 000 mg/L季铵盐消毒液,作用时间遵循产品使用说明书。

【注意事项】

不宜与阴离子表面活性剂如肥皂、洗衣粉等合用。

（十三）酸性氧化电位水

【适用范围】

适用于消毒供应中心手工清洗后不锈钢和其他非金属材质器械、器具和物品灭菌前的消毒,物体表面、内镜等的消毒。

【使用方法】

（1）主要有效成分指标要求:有效氯含量0 mg/L±10 mg/L,pH值范围2.0～3.0,氧化还原电位(ORP)≥1 100 mV,残留氯离子<1 000 mg/L。

（2）消毒供应中心手工清洗器械灭菌前的消毒。手工清洗后的器械、器具和物品,用酸性氧化电位水流动冲洗浸泡消毒2 min,净水冲洗30 s,取出干燥。

（3）物体表面的消毒。洗净待消毒物体，采用酸性氧化电位水流动冲洗浸泡消毒，作用 3～5 min；或反复擦洗消毒 5 min。

（4）内镜的消毒。严格遵循国家有关规定的要求。

（5）其他方面的消毒。遵循国家有关规定及卫健委消毒产品卫生许可批件的使用说明。

【注意事项】

（1）应彻底清除待消毒物品上的有机物，再进行消毒处理。

（2）酸性氧化电位水对光敏感，有效氯浓度随时间延长而下降，生成后原则上应尽早使用，最好现制备现用。

（3）储存应选用避光、密闭、硬质聚氯乙烯材质制成的容器。室温下贮存不超过 3 d。

（4）每次使用前，应在使用现场酸性氧化电位水出水口处分别检测 pH 值、氧化还原电位和有效氯浓度。检测数值应符合指标要求。

（5）对铜、铝等非不锈钢的金属器械、器具和物品有一定的腐蚀作用，应慎用。

（6）酸性氧化电位水长时间排放可造成排水管路腐蚀，故每次排放后应再排放少量碱性还原电位水或自来水。

第三节　案例分析

消毒灭菌技术是控制医院感染尤其是外源性医院感染的重要手段，该技术应用的好坏直接与医疗护理质量和患者的医疗安全密切相关，当消毒灭菌技术执行不到位时极易导致医院感染的暴发事件发生，下面就近几年来由于清洁、消毒、灭菌不到位发生的医院感染的恶性事件，做一下回顾和分析。

案例1　深圳妇儿医院 166 例手术部位感染暴发事件

1998 年 4 月至 5 月，深圳市妇儿医院发生了严重的医院感染暴发事件，给病人带来痛苦和损害，造成重大经济损失，引起社会各界和国内外的强烈反响。该院 1998 年 4 月 3 日至 5 月 27 日，共计手术 292 例，至 8 月 20 日止，发生感染 166 例，切口感染率为 56.85%。事件发生后，深圳市妇儿医院未及时向上级卫生行政部门报告，在自行控制措施未果、感染人数多达 30 余人的情况下，才于 5 月 25 日报告原深圳市卫生局。原深圳市卫生局指示停止手术，查找原因。原深圳市卫生局、原广东省卫生厅组织国内外有关专家的积极治疗，对其余全部手术病人进行了追踪观察。原深圳市卫生局对有关责任人进行了严肃处理,院长被免去院长职务,直接责任人主管药师被开除公职,其他有关人员由医院进行处理,医院被起诉,46人索赔2 681万元。

此次感染是以龟分枝杆菌为主的混合感染,感染原因是浸泡刀片和剪刀的戊二醛因配制错误未达到灭菌效果。该院长期以来在医院感染管理和控制方面存在的严重缺陷,是这次感染人数多、后果严重的医院感染暴发事件发生的根本原因,综合起来,有以下几点:

1. 医院领导对医院感染管理工作缺乏认识,医院感染管理组织不健全,责任不落实。医院感染管理委员会成员、各科室兼职监控人员没有落实,医院感染管理委员会形同虚设,工作不到位。

2. 对有关医院感染管理的各项规定执行不力。该院的医院感染预防意识淡薄,在医院感染监测和控制措施等环节存在严重疏漏,违反了原卫生部颁布的《医院感染管理规范》中关于消毒剂配制、有效浓度监测、消毒灭菌效果监测的规定。

3. 有关工作人员严重缺乏对病人负责的精神。戊二醛用于手术器械灭菌浓度应为2%,浸泡10 h,而该院制剂员将新购进未标明有效浓度的戊二醛(浓度为1%)当作20%的稀释200倍供有关科室使用,致使浸泡手术器械的戊二醛浓度仅为0.005%,且长达半年之久未能发现。由于有关人员对病人极端不负责任,直接导致这起医院感染暴发事件发生。

4. 部分医护人员违反消毒隔离技术的基本原则。1998年6月现场调查发现,手术室浸泡手术刀片、剪刀的消毒液近两周未更换,明显违背有关规定。

此外,深圳市惠泽公司JL强化戊二醛的使用说明书不标有效浓度、消毒与灭菌概念不清等问题,也是导致深圳市妇儿医院制剂员错配消毒剂,引发严重医院感染暴发事件的重要因素。

案例2 安徽省宿州市市立医院"眼球事件"

2005年12月11日,安徽省宿州市市立医院发生10例接受白内障手术治疗的患者眼球医源性感染,其中9名患者单侧眼球被摘除的恶性医疗损害事件。经调查,该起恶性医疗损害事件是宿州市市立医院管理混乱,违法、违规与非医疗机构合作,严重违反诊疗技术规范,造成手术患者医源性感染所致。该事件性质恶劣,后果严重,社会影响极坏。主要违法、违规问题及处理结果如下:

1. 医院与非医疗机构合作,为非法行医提供场所。宿州市市立医院违规与上海舜扬春科技贸易有限公司签订协议,合作开展白内障超声乳化手术。根据协议,公司组织眼科医师和护士,提供超声乳化仪和进口人工晶体,到宿州市市立医院开展手术,医院负责组织患者和提供手术室、消毒设施等。

2005年12月11日,上海舜扬春科技贸易有限公司安排上海市第九人民医院医师徐庆和不具备行医资格的眭国荣、眭国良在医院为10例患者实施白内障超声乳化手术。经食品药品监督管理部门初步调查,上海舜扬春科技贸易有限公司没有取得上海市食品药品监督管理局颁发的《医疗器械经营企业许可证》,所使用的进口人工晶体未经注册。

2. 医师违规,擅自外出执业。原上海市卫生局对外出执业的上海市第九人民医院医师徐庆进行了调查,经查实,该医师未经所在医院和科室同意,擅自应公司邀请,在执业注册地点以外开展执业活动,违反了原卫生部2005年4月发布的第42号部长令《医师外出会诊管理暂行规定》,违反了上海市卫生局《关于加强上海市公立医疗机构医师外出执业管理的规定》。

3. 医院管理混乱,诸多环节存在医疗安全隐患。医院主要领导法制观念淡薄,违规与非医疗机构签订合作协议。医院的规章制度不健全,缺少必要的技术操作规范、工作流程和工作记录。医院手术室布局、流程、环境、设施等不符合开展无菌手术的基本要求,手术器械的消毒和灭菌工作没有达到基本标准,术中微创手术器械不能做到一人一用一灭菌。

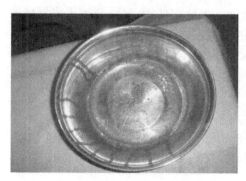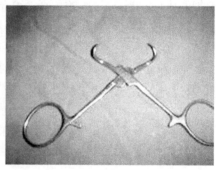

图 5.1 清洗消毒不到位的手术器械

4. 当地卫生行政部门监管不力。宿州市市立医院自2003年9月开始违规与非医疗机构合作,原宿州市卫生局对医院存在的非法行医活动长期失察,管理不严,监督不力,未能及时发现并纠正。原宿州市卫生局知悉宿州市市立医院发生重大医疗过失行为后,未按《医疗事故处理条例》及原卫生部《重大医疗过失行为和医疗事故报告制度的规定》上报。

原安徽省卫生厅、宿州市政府及原上海市卫生局已根据调查结果对有关人员做出了处理决定。给予原宿州市卫生局局长杨立瑾行政记大过处分,分管副局长宋天祥行政记过处分;撤销宿州市市立医院院长郝朝春党内外一切职务;给予宿州市市立医院副院长邵正明党内严重警告、行政记大过处分;给予原宿州市卫生局医政科科长张邦圣党内警告、行政警告处分;原安徽省卫生厅取消宿州市市立医院二级甲等医院的称号,责令该院立即终止合作,停止白内障超声乳化手术,没收非法所得 31 万余元,并予罚款 3 万元;宿州市市立医院眼科 3 名医师被处停止执业活动 9 个月,手术室 1 名护士被处中止执业注册 1 年;对医院原眼科主任及 2 名医师给予行政记过处分,对医务科科长等 6 名相关人员给予相应的行政处罚。擅自应公司邀请赴宿州市市立医院实施手术的徐庆医师,原上海市卫生局已对其处以吊销"医师执业证书"的处罚。

参考文献

［1］中华人民共和国卫生部.医疗卫生机构消毒技术规范 WS/T 367—2012［S］.北京:中国标准出版社,2012.

［2］中华人民共和国国家质量监督检验检疫总局,中国国家标准化管理委员会.医院消毒卫生标准 GB 15982—2012［S］.北京:中国标准出版社,2012.

［3］中华人民共和国国家卫生和计划生育委员会医院消毒供应中心 第2部分:清洗消毒及灭菌技术操作规范 WS 310.2—2016［S］.北京:中国标准出版社,2017.

第六章 医院废物管理

医院废物(hospital waste)泛指医院所有需要丢弃、不能再利用的废弃物,它包括生物性和非生物性的废弃物。主要有医疗废物、医院污水、未被污染的输液瓶(袋)、生活垃圾等。

第一节 医疗废物管理

一、概述

(一)医疗废物的概念

医疗废物(medical waste):指医疗卫生机构在医疗、预防、保健以及其他相关活动中产生的具有直接或者间接感染性、毒性以及其他危害性的废物。

医疗活动在恢复健康、拯救生命的同时,必定会产生的一定量的废物和副产品,有报道医院废物总量中约 15% 被认为可能具有传染性、毒性或放射性的有害物质。这些有害废物含有大量的细菌、病毒及化学药剂,具有极强的传染性、生物毒性和腐蚀性。早已成为全世界关注的热点,WHO 于1983 年由欧洲 19 个国家提议,并强调系统地研究医疗废物处理的重要性;1986 年美国环保机构提出有关感染性废物处理的方针;1998 年 WHO 将医疗废物规定为 8 大类,许多国家和地区相继出台医疗废物处理的方针和法规等。

我国在 1998 年《国家危险废物名录》中就将医疗废物列为 1 号危险废物。自 2003 年,先后颁布实施了《医疗废物管理条例》《医疗卫生机构医疗废物管理办法》《医疗废物管理行政处罚办法》等法律法规,对医疗废物的产生、分类、收集、存放、转运、交接登记等全过程进行了严格的规定,标志着我国医疗废物管理进入法制化管理的轨道,医疗废物处置有法可依。

(二)医疗废物的危害

就每天每张病床产生的有害废物而言,高收入国家平均达 0.5 kg,低收入国家平均达 0.2 kg。然而低收入国家通常不区分有害废物和无害废物,实际有害废物数量要多很多。

1. 危害人类健康

医疗废物在产生、运送及处置的任何环节中均可能给人类带来伤害。首先是含有大量的细菌、病毒、真菌等各类微生物的感染性废物，引起患者、医务人员、探视者等人员感染。其次是利器致伤。每年全世界范围内进行的注射约达 160 亿次。每年发生针刺伤约 100 万次，感染乙型肝炎病毒、丙型肝炎病毒和艾滋病毒的风险分别为 30%、1.8% 和 0.3%。

医疗机构及院外直接接触处置医疗废物的人员可能会受到更多危害，面临被针刺伤，接触有毒及传染性物质的直接风险。2015 年，世卫组织/联合国儿童基金会的联合评估发现，抽查的 24 个国家的医疗废物处置设施中，具有安全处理医疗废物的设施只占 58%。

2000 年 6 月俄罗斯符拉迪沃斯托克地区有 6 个孩子玩了盛装过期天花病毒疫苗的玻璃安瓿后被诊断为天花样轻微症状，这些玻璃安瓿被丢弃在垃圾场里。有人将大量病人使用过的输液器、塑料便盆等卖给塑料加工厂，生产成了生活日用品如塑料餐盒、水杯、微波炉盒等，进入超市销售。药贩廉价收购百姓手中的过期药品，经过修改批号、重新包装后，再次出售牟利。有人将使用过的一次性医疗器具私下卖给个体商贩，加工包装后卖给一些个体诊所再次使用。因医疗垃圾回流社会再次使用，废弃一次性医疗用品已成了艾滋病传播的第四条途径。

其他伤害有辐射灼伤；抗生素和细胞毒性药物而导致的中毒和污染；废水和有毒元素或化合物，如汞或焚烧过程中释放的二噁英所导致的中毒和污染等。

2. 污染环境

医疗废物对大气、地下水、地表水、土壤等均有污染作用。垃圾露天堆放，造成大量氨气、硫化物等有害气体释放，严重污染大气，其中垃圾分解散发的多氯联苯、二噁英等，均是致癌物。

医疗废物携带的病原体、重金属和有机污染物经雨水和生物水解产生的渗滤液作用，可对地表水和地下水造成严重污染。垃圾渗滤液中的重金属在降雨的淋溶冲刷作用下进入土壤，导致土壤重金属累积和污染。

对医疗废物处理不当还可对环境造成二次污染。如果焚烧不当会产生粉尘、致癌物质二噁英、呋喃及有毒气体。

（三）医疗废物管理的基本原则

1. 全过程管理原则：对医疗废物产生、分类收集、运送、储存、运输及最终处置实行全过程监督管理。

2. 减量化原则：指将产生、处置的医疗废物量减少到可行的最少数量。

3. 集中处置原则：县级以上地方人民政府负责组织建设医疗废物集中处

置设施,对辖区内医疗机构产生的医疗废物进行集中处置。

4. 无害化处理原则:通过适当的技术对医疗废物进行处理,达到基本的环境保护和卫生要求,不对人体健康产生危害。

二、医疗废物的分类、收集、运送与暂时贮存

(一)医疗废物分类

按照国家环保总局《医疗废物分类目录》文件要求,将医疗废物分为感染性废物、病理性废物、损伤性废物、药物性废物、化学性废物五类,具体内容见表6.1。

医疗废物产生地点(处置间)要有医疗废物分类示意图或者文字说明。五类医疗废物不能混放,只有少量的药物性废物可以放入感染性废物,但必须在标签上注明。病原体的培养基、标本和菌种、毒种保存液等高危险废物,就地进行压力蒸汽灭菌或者化学消毒处理,然后按感染性废物处理。

表6.1 医疗废物分类目录

类别	特征	常见组分或者废物名称
感染性废物	携带病原微生物,具有引发感染性疾病传播危险的医疗废物	1. 被病人血液、体液、排泄物污染的物品,包括: · 棉球、棉签、引流棉条、纱布及其他各种敷料; · 一次性使用卫生用品、一次性使用医疗用品及一次性医疗器械; · 废弃的被服; · 其他被病人血液、体液、排泄物污染的物品。 2. 医疗机构收治的隔离传染病病人或者疑似传染病病人产生的生活垃圾。 3. 病原体的培养基、标本和菌种、毒种保存液。 4. 各种废弃的医学标本。 5. 废弃的血液、血清。 6. 使用后的一次性使用医疗用品及一次性医疗器械视为感染性废物
病理性废物	诊疗过程中产生的人体废弃物和医学实验动物尸体等	1. 手术及其他诊疗过程中产生的废弃的人体组织、器官等。 2. 医学实验动物的组织、尸体。 3. 病理切片后废弃的人体组织、病理蜡块等

类别	特征	常见组分或者废物名称
损伤性废物	能够刺伤或者割伤人体的废弃的医用锐器	1. 医用针头、缝合针。 2. 各类医用锐器,包括解剖刀、手术刀、备皮刀、手术锯等。 3. 载玻片、玻璃试管、玻璃安瓿等
药物性废物	过期、淘汰、变质或者被污染的废弃的药品	1. 废弃的一般性药品,如抗生素、非处方类药品等。 2. 废弃的细胞毒性药物和遗传毒性药物,包括: • 致癌性药物,如硫唑嘌呤、苯丁酸氮芥、萘氮芥、环孢霉素、环磷酰胺、苯丙氨酸氮芥、司莫司汀、三苯氧氨、硫替派等; • 可疑致癌性药物,如顺铂、丝裂霉素、阿霉素、苯巴比妥等; • 免疫抑制剂。 3. 废弃的疫苗、血液制品等
化学性废物	具有毒性、腐蚀性、易燃易爆性的废弃的化学物品	1. 医学影像室、实验室废弃的化学试剂。 2. 废弃的过氧乙酸、戊二醛等化学消毒剂。 3. 废弃的汞血压计、汞温度计

说明:(1) 一次性使用卫生用品是指使用一次后即丢弃的,与人体直接或者间接接触的,并为达到人体生理卫生或者卫生保健目的而使用的各种日常生活用品。

(2) 一次性使用医疗用品是指临床用于病人检查、诊断、治疗、护理的指套、手套、吸痰管、阴道窥镜、肛镜、印模托盘、治疗巾、皮肤清洁巾、擦手巾、压舌板、臀垫等接触完整黏膜、皮肤的各类一次性使用医疗、护理用品。

(3) 一次性医疗器械指《医疗器械管理条例》及相关配套文件所规定的用于人体的一次性仪器、设备、器具、材料等物品。

(4) 使用后的各种玻璃(一次性塑料)输液瓶(袋),未被病人血液、体液、排泄物污染的,不属于医疗废物,不必按照医疗废物进行管理,但这类废物回收利用时不能用于原用途,用于其他用途时应符合不危害人体健康的原则。

(二) 医疗废物的收集

盛放医疗废物的黄色垃圾袋、利器盒、转运箱等要符合《医疗废物专用包装袋、容器和警示标志标准》,警示标志见图 6-1。使用前确认无破损、无渗漏和其他缺陷。医疗废物达到黄色垃圾袋、利器盒的 3/4 满时,及时收集、严密封口。黄色垃圾袋、利器盒上要中文标签,内容包括:医疗废物产生单位、产生日期、类别及需要的特别说明等。封口的医疗废物袋或利器盒放入处置间或指定位置,防止流失,必要时加锁。

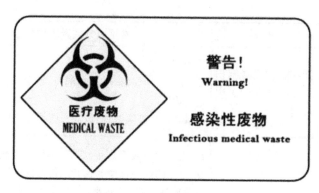

图 6.1　带警告语的警示标志

（三）医疗废物的运送

医疗机构要指定专人运送，运送人员做好个人防护，运送工具应防渗漏、防遗撒、无锐利边角、易于装卸和清洁，每天按照规定的时间和路线从产生地将分类包装的医疗废物运送至医疗废物暂存地。运送前应认真检查包装物或者容器的标志、标签及封口是否符合要求。与产生地人员认真做好称重、登记、交接及签名。运送过程中防止医疗废物流失、泄漏和扩散，医疗废物不要直接接触身体。每天运送工作结束后，对运送工具及时进行清洁和消毒。

（四）医疗废物的暂时贮存

医疗卫生机构要医疗废物暂存地，不得露天存放。医疗废物暂时贮存不得超过 2 d。

医疗废物暂存地应远离医疗区、食品加工区、人员活动区和生活垃圾存放场所，方便医疗废物运送工具及车辆出入。有醒目的医疗废物警示标志和"禁止吸烟、饮食"的警示标志。有专（兼）职人员负责管理。

医疗废物暂存地应避免阳光直射，有防鼠、防蚊蝇、防蟑螂的安全措施，防止渗漏和雨水冲刷，易于清洁和消毒；暂时贮存病理性废物，应有冰箱（柜）或其他防腐条件。

（五）医疗废物的交接登记与转运

医疗卫生机构应将医疗废物交由取得县级以上人民政府环境保护部门许可的医疗废物集中处置单位处置，依照危险废物转移联单制度填写和保存转移联单。

医疗卫生机构应对医疗废物进行登记，登记内容应当包括医疗废物的来源、种类、重量或者数量、交接时间、最终去向以及经办人签名等项目。登记资料至少保存 3 年。禁止非法转让、买卖医疗废物。禁止非法倾倒、堆放医疗废物，禁止将医疗废物混入其他废物和生活垃圾。

三、医疗废物流失、泄漏、扩散和意外事故紧急处理

医疗卫生机构一旦发生医疗废物流失、泄漏、扩散和意外事故时,应迅速启动紧急处置预案。首先确定流失、泄漏、扩散的医疗废物的类别、数量、发生时间、影响范围及严重程度。组织有关人员尽快对发生医疗废物泄漏、扩散的现场进行处理。采取适当的安全处置措施,对泄漏物及受污染的区域、物品进行消毒或者其他无害化处置,必要时封锁污染区域,以防扩大污染。处理人员做好职业安全防护,对污染区域,有可能被污染的物品、工具等进行消毒。处理结束后,对事件的起因进行调查、分析,采取有效的防范措施预防类似事件发生,并向上级卫生行政主管部门汇报。

医疗卫生机构发生医疗废物流失、泄漏、扩散和意外事故,应在 48 h 内向所在地的县级卫生健康委员会、环保局报告。导致 1 人以上死亡或者 3 人以上健康损害,需要对致病人员提供医疗救护和现场救援的重大事故时,应在 12 h 内向所在地的县级卫生健康委员会报告。导致 3 人以上死亡或者 10 人以上健康损害,需要对致病人员提供医疗救护和现场救援的重大事故时,应在 2 h 内向所在地的县级卫生健康委员会报告。发生因医疗废物管理不当导致的传染病传播事故,或者有证据证明传染病传播的事故有可能发生时,按照《传染病防治法》及有关规定报告,并采取相应措施。

第二节　医院污水处理

一、概述

医院污水是指医院(综合医院、专业病院及其他类型医院)向自然环境或城市管道排放的污水。其水质随医院性质、规模和其所在地区的不同而异。每张病床每天排放的污水量约为 200~1 000 L。医院污水中所含的主要污染物为病原体(寄生虫卵、病原菌、病毒等)、有机物、漂浮及悬浮物、放射性污染物等,未经处理的原污水中含菌总量达 10^8 个/ml 以上。有报道表明,医院污水中存在多种类型的高度耐碳青霉烯肠杆菌科细菌(CRE),严重威胁人类健康。医院污水有可能成为耐药菌的储存库,值得高度重视。

医院污水处理过程中产生污泥和废气会对人造成危害,2012 年 5 月 2 日 12 时左右,新疆乌鲁木齐市某医院内,4 名工作人员在污水池遭遇有毒气体,1 人获救,3 人不幸殒命。毒气主要成分为硫化氢气体,引起细胞内窒息,导致中枢神经系统、肺、心脏及上呼吸道黏膜刺激等多脏器损害。如果人体吸

入 1 000 mg/m³ 的硫化氢气体,就会在很短的时间内死亡。

（一）术语与定义

1. 医院污水(hospital sewage)：指医院门诊、病房、手术室、各类检验室、病理解剖室、放射室、洗衣房等处排出的诊疗、生活及粪便污水。当办公、食堂、宿舍等排水与上述污水混合排出时亦视为医院污水。

2. 传染病医院污水(infections hospital sewage)：指传染性疾病专科医院及综合医院传染病房排放的诊疗、生活及粪便污水。

3. 非传染病医院污水(non infections hospital sewage)：指各类非传染性疾病专科医院及综合医院除传染病房外排放的诊疗、生活及粪便污水。

4. 特殊性质医院污水(special hospital sewage)：指医院检验、分析、治疗过程中产生的少量特殊性质污水,主要包括酸性污水、含氰污水、含重金属污水、洗印污水、放射性污水等。

（二）医院污水处理的原则

全过程控制,减量化原则；分类收集、分质处理,就地达标原则；风险控制,无害化原则。

二、医院污水处理工艺流程

医院污水处理系统主要包括预处理、一级处理、二级处理、深度处理和消毒处理等单元。根据医院性质、规模和污水排放去向,兼顾各地情况,合理确定医院污水处理技术路线。

1. 出水排入城市污水管网(终端已建有正常运转的二级污水处理厂)的非传染病医院污水,可采用一级强化处理工艺。

2. 出水直接或间接排入地表、海域或出水回用的非传染病医院污水,一般采用二级处理＋(深度处理)＋消毒工艺。

3. 传染病医院污水,一般采用预消毒＋二级处理＋(深度处理)＋消毒工艺。

三、医院污水处理采用的消毒方法

医院污水处理可采用的消毒方法有液氯消毒、二氧化氯消毒、次氯酸钠消毒、臭氧消毒和紫外线消毒。

四、监测与排放

（一）监测

1. 水质理化指标主要有：温度、pH 值、悬浮物、氨氮、溶解氧、生化需氧量、化学需氧量、动植物油、余氯、总 α、总 β 等。

2. 生物性污染指标主要包括细菌、病毒和寄生虫污染,常以有代表性的指示生物作为生物性污染指标。

3. 生物学指标主要指大肠菌群,也有其他生物体的指示生物,如大肠杆菌、粪便链球菌等。

4. 监测频次。生物学指标:粪大肠菌群数每月不得少于1次。理化指标:取样频率为至少每2h一次,取24h混合样,以日均值计;pH、总余氯每日至少2次;总α、总β在衰变池出口取样检测,每月检测不少于2次。

(二)排放

1. 传染病和结核病医疗机构污水排放一律执行表6.2的规定。

表6.2 传染病、结核病医疗机构水污染物排放限值(日均值)

序号	控制项目	标准值
1	粪大肠菌群数/(MPN/L)	100
2	肠道致病菌	不得检出
3	肠道病毒	不得检出
4	结核杆菌	不得检出
5	pH	6~9
6	总余氯[a,b]/(mg/L)(直接排入水体的要求)	0.5

a:采用含氯消毒剂消毒的工艺控制要求为:消毒接触池的接触时间≥1.5 h,接触池出口总余氯6.5~10 mg/L。

b:采用其他消毒剂对总余氯不做要求。

2. 县级及县级以上或20张床位及以上的综合医疗机构和其他医疗机构污水排放执行表6.3的规定。直接或间接排入地表水体和海域的污水执行排放标准,排入终端已建有正常运行城镇二级污水处理厂的下水道的污水执行预处理标准。

表6.3 综合医疗机构和其他医疗机构水污染物排放限值(日均值)

序号	控制项目	排放标准	预处理标准
1	粪大肠菌群数/(MPN/L)	500	5 000
2	肠道致病菌	不得检出	—
3	肠道病毒	不得检出	—
4	pH	6~9	6~9
24	总余氯[a,b]/(mg/L)	0.5	—

a:采用含氯消毒剂消毒的工艺控制要求如下:

排放标准:消毒接触池接触时间≥1 h,接触池出口总余氯3~10 mg/L。

预处理标准:消毒接触池接触时间≥1 h,接触池出口总余氯2~8 mg/L。

b:采用其他消毒剂对总余氯不做要求。

医院的特殊性质决定了其污水处理的方法与其他单位不同,因此医院污水的处理也就显得尤为重要。我们应加强对医院污水处理的管理,量体裁衣,选择符合实际需要的消毒技术,配备相应的安全处置机制,按照流程要求和处理要求仔细对待医院污水处理,以确保医院污水经处理无害化排放。否则就是"前门治病、后门放毒"。

第三节　输液瓶(袋)的管理

未被污染输液瓶(袋)是指在医疗卫生机构使用后未被患者血液、体液、排泄物污染的各种玻璃(一次性塑料)输液瓶(袋)。盛装化疗药物的输液瓶(袋)除外。

一、对医疗机构要求

未被污染的输液瓶(袋)不要与医疗废物、生活垃圾混放,已经被血液、体液污染,传染病患者、疑似传染病患者以及采取隔离措施患者使用后及已混入医疗废物内的要按医疗废物处理。输液涉及使用细胞毒性药物(如肿瘤化疗药物等)的输液瓶(袋),应当按照药物性医疗废物处理。输液涉及使用麻醉类药品、精神类药品、易制毒药品和放射性药品的输液瓶(袋),应当严格按照相关规定处理。

未被污染的输液瓶(袋)以专用容器收集,有可回收物标志。专人负责运送至"未被污染的输液瓶(袋)暂存地",该暂存地必须与"医疗废物暂存地"分开。

未被污染的输液瓶(袋)应委托给具有回收处理能力的单位,并签订回收协议书。与回收处理单位交接应使用二联单,分类登记转运种类(玻璃与塑料)、转运数量(袋数与重量)、交接时间、交接人员,记录保存1年。

二、对回收处理单位要求

回收处理单位必须是经过当地环保部门环境影响评价,取得相应许可的单位,并与医疗机构签订回收协议书。未被病人血液、体液、排泄物污染的输液瓶(袋)回收利用时不能用于原用途,不得用于医药、食品、化妆品、玩具等可能危害人体健康的行业,用于其他用途时应符合不危害人体健康的前提条件。

与医疗卫生机构签订回收处理协议并执行联单制度,处理、销售等记录台账应保存备查,保存时间不少于3年。

三、对卫生计生主管部门及环境保护部门要求

加强监督管理。加大宣传力度,特别注重向社会和公众普及"使用后未被污染输液瓶(袋)不属于医疗废物"的概念。

第四节 生活垃圾分类处置

生活垃圾是指在日常生活中或者为日常生活提供服务的活动中产生的固体废物以及法律、行政法规规定视为生活垃圾的固体废物。

一、生活垃圾分类

医疗机构内产生的生活垃圾按照属性分为有害垃圾、易腐垃圾、可回收物和其他垃圾四类。

1. 有害垃圾:主要包括废电池(镉镍电池、氧化汞电池、铅蓄电池等)、废荧光灯管(日光灯管、节能灯等)、废胶片及废相纸等。

2. 易腐垃圾:主要包括食堂、办公楼等区域产生的餐厨垃圾、瓜果垃圾、花卉垃圾等。

3. 可回收物:主要包括未经患者血液、体液、排泄物等污染的输液瓶(袋),塑料类包装袋、包装盒、包装箱,纸张,纸质外包装物,废弃电器电子产品,经过擦拭或熏蒸方式消毒处理后废弃的病床、轮椅、输液架等。

4. 其他垃圾。

二、处置要求

有害垃圾交由有资质的危险废物处置单位处置,并签订合同。易腐垃圾交由易腐垃圾专业处置单位处置,并签订合同。可回收物交由再生资源回收单位处置,做好交接、登记和统计工作,实现可回收物可追溯。

医疗废物不得混入生活垃圾。

第五节 案例分析

《医疗废物管理条例》《医疗卫生机构医疗废物管理办法》《医疗废物管理行政处罚办法》对从生产地的分类、收集到处置单位最终处置等环节都有明确的规定。

一、最常见的是"医疗废物混入其他废物和生活垃圾"

（一）注射后医疗废物处置不当

护士为患者进行皮下、皮内、肌肉注射及输液，医生为患者进行胸穿、腰穿、局部麻醉等，这些操作是临床最常见的基本操作。皮肤消毒、输液瓶及药瓶消毒用的棉签、棉球等使用后属于感染性废物；加药及采血用的注射器针管、输液器管路也属于感染性废物；注射器针头是损伤性废物；输液器插入输液瓶的针头、输液穿刺针也是损伤性废物，使用后要将这些针头从输液器剪下来放入利器盒内；一次性手套、被血液等喷溅的一次性口罩及帽子也是感染性废物。实际工作中放错或混入生活垃圾的现象屡见不鲜。

（二）换药后医疗废物处置不当

医生、护士为患者更换伤口敷料也是临床最常见的操作之一。伤口敷料属于感染性废物，应该放在黄色垃圾袋内，但常常会误扔至生活垃圾桶内；从患者体内拔下来的引流管及引流袋等也属于感染性废物，本应该由医生自己带回处置室处理，但有的医生图省事交给了家属，丢弃到了生活垃圾桶内；处理伤口的手术刀片、缝针等利器使用后属于损伤性废物，理应立即放入利器盒内，经常会被放入原来的器械包内，造成处理器械包的护士或供应室的清洗人员利器伤，也有可能与敷料一起放入感染性废物或生活垃圾内；利器是很容易刺破垃圾袋的，会造成人员伤害及疾病传播。

（三）收治的传染病病人或者疑似传染病病人及采取隔离措施的患者产生的生活垃圾、使用后的输液瓶（袋）没有按照感染性废物处置

（四）医疗废物被传递

医生、护士为患者采血后、注射及输液拔针后，将压迫穿刺部位的棉球、棉签留给了患者或家属；口腔科拔牙后、耳鼻喉科的止血棉球或纱布，给患者涂药的棉签等留给了患者。这些一次性医用耗材使用后就变为医疗废物及危险品，到了患者或家属那里一般就处于失控状态，所以医务人员一定要关照他们千万不要将这些棉球、棉签、纱布随意丢弃，一定要放入黄色垃圾袋内。

以上的情形属于"医疗废物混入其他废物和生活垃圾"；处罚条例规定由县级以上地方人民政府卫生行政主管部门责令限期改正，给予警告，并处5 000元以上1万元以下的罚款；逾期不改正的，处1万元以上3万元以下的罚款；造成传染病传播的，由原发证部门暂扣或者吊销医疗卫生机构执业许可证件；构成犯罪的，依法追究刑事责任。

以上的情形也属于"未将医疗废物按照类别分置于专用包装物或者容器"；处罚条例规定由县级以上地方人民政府卫生行政主管部门责令限期改

正,给予警告,可以并处 5 000 元以下的罚款,逾期不改正的,处 5 000 元以上 3 万元以下的罚款。

二、典型案例

（一）2011 年温州贩卖医疗废物二人涉罪判刑

2010 年 3～8 月,梁细丑和黄云胜为温州某医疗废物处理有限公司运输医疗废物时,明知医疗废物属于危险品,仍先后 5 次私自将其中的废弃医用塑料输液管等运至瓯海区郭溪镇李某、陈某夫妻经营的废品回收站贩卖,获利 1 100 余元。

2010 年 8 月 23 日,公安机关在李某废品回收站查获疑似输液管粉碎物 3 088 kg、疑似针筒粉碎物 2 746 kg、疑似盐水瓶粉碎物 1 037 kg、未粉碎血透管 2 950 kg、未粉碎针筒 310 kg、未粉碎输液管 4 300 kg。

2011 年 2 月 17 日,浙江省温州市瓯海区人民法院以非法买卖危险物质罪分别判处被告人梁细丑、黄云胜有期徒刑 3 年 3 个月和有期徒刑 3 年,参与收购的李某和陈某则被判了缓刑。据悉,这是浙江判决的首例以医疗废弃物为买卖对象的非法买卖危险物质犯罪案件。

（二）2013 年广东普宁非法买卖 10 吨"剧毒垃圾",广东省普宁市卫生局局长、环保局局长、人民医院院长被立案调查

2013 年 5 月 26 日,广东省普宁市有关医疗垃圾的问题被广东电视公共频道曝光,引发社会关注。10 人因涉嫌非法买卖、运输、储存危险物质罪被刑事拘留;普宁里湖、池尾、燎原等镇(街道)医疗垃圾非法回收点被查封;普宁市卫生局局长、环保局局长被立案调查,普宁人民医院院长被停职、立案调查,该院一名副院长被免职、立案调查,另一名副院长被停职、立案调查,相关两名股长被免职并立案调查。

（三）2018 年沈阳非法买卖医疗废物二人获刑

2014 年 2～10 月,沈阳任盘锦某物业有限公司运输医疗废物司机的桑某,将公司应送至固定地点处置的医疗废物出售给安徽来沈人员吴某,并存放于沈阳市于洪区吴某租用的场地内,后吴某将部分医疗废物销赃获利。

2015 年 3 月,沈阳市环保局于洪分局等部门将存放于租用场地的涉案医疗废物查获,经检斤重 12.493 吨。经沈阳市环保局认定,上述医疗废物为危险废物。

2017 年 2 月,吴某到公安机关投案,桑某被公安机关抓获。2018 年 1 月,法院根据二人犯罪的事实、犯罪的性质、情节和对于社会的危害程度,一审认定吴某和桑某犯非法买卖危险物质罪,吴某判处有期徒刑 3 年,桑某判处有期徒刑 3 年 3 个月。

医疗废物属于对人体健康和生态环境具有较大危害的危险废物,关系到人民群众身体健康和环境安全。做好医疗废物管理工作,对于全面落实健康中国战略部署、切实维护人民群众健康权益、加快推进生态文明建设、促进经济社会可持续发展具有重大意义。

参考文献

［1］医疗卫生机构医疗废物管理办法［A］.北京:中华人民共和国卫生部,2003.

［2］国家环境保护总局.医疗废物分类目录［A］.北京:中华人民共和国卫生部,2003.

［3］国家环境保护总局.医疗废物管理行政处罚办法［A］.北京:中华人民共和国卫生部,2004.

［4］医疗废物集中处置技术规范［A］.北京:中华人民共和国国家环境保护总局,2004.

［5］中华人民共和国国家环境保护总局.医疗废物专用包装袋、容器和警示标志标准 HJ421—2008［S］.北京:中国环境科学出版社,2008.

［6］医院感染管理办法［A］.北京:中华人民共和国卫生部,2006.

［7］中华人民共和国国家环境保护部.医院污水处理工程技术规范 HJ2029—2013［S］.北京:中国环境科学出版社,2013.

［8］中华人民共和国国家环境保护总局,国家质量监督检验检疫总局.医疗机构水污染物排放标准 GB18466—2005［S］.北京:中国环境科学出版社,2005.

［9］医院污水处理技术指南［A］.北京:中华人民共和国国家环境保护总局,2003.

［10］中华人民共和国国家环境保护总局.国家质量监督检验检疫总局.地表水环境质量标准 GB3838—2002［S］.北京:中国环境科学出版社,2002.

［11］中华人民共和国国家环境保护总局.海水水质标准 GB3097—1997［S］.北京:中国环境科学出版社,2004.

［12］吴文静,宗志勇.医院污水中高度耐碳青霉烯肠杆菌科细菌［J］.中国抗生素杂志,2017,42(12):1046-1049.

［13］关于切实做好医疗卫生机构使用后未被污染输液瓶(袋)管理工作的通知［A］.南京:江苏省卫生计生委,2017.

［14］关于在医疗机构推进生活垃圾分类管理的通知［A］.北京:中华人民共和国国家卫生计生委,2017.

附录1　国际感染防控相关指南、规范

颁布年度	名称	来源
2014	Infection prevention and control of epidemic-and pandemic-prone acute respiratory infections in health care WHO Guidelines（卫生保健中易发生流行及大流行的急性呼吸道疾病感染预防和控制）	世界卫生组织（WHO）
2021	COVID-19：Occupational health and safety for health workers（COVID-19：医疗卫生工作者职业健康与安全）	世界卫生组织（WHO）
2019	WHO guidelines on tuberculosis infection prevention and control 2019 update（WHO 结核防控指南 2019 版）	世界卫生组织（WHO）
2017	Guidelines for the prevention and control of carbapenem-resistant *Enterobacteriaceae*，*Acinetobacter baumannii* and *Pseudomonas aeruginosa* in health care facilities（医疗卫生机构中耐碳青霉烯肠杆菌、鲍曼不动杆菌和铜绿假单胞菌的预防和控制指南）	世界卫生组织（WHO）
2010	世界卫生组织/全球安全注射网络安全注射及相关操作工具手册（中文版）	世界卫生组织（WHO）
2018	Global Guidelines for the Prevention of Surgical Site Infection, 2nd ed（WHO）（预防手术部位感染全球指南第二版）	世界卫生组织（WHO）
2017	Centers for Disease Control and Prevention Guideline for the Prevention of Surgical Site Infection，2017（美国疾病预防控制中心预防手术部位感染指南 2017 版）	美国疾病预防控制中心
2014	Strategies to Prevent Ventilator-Associated Pneumonia in Acute Care Hospitals：2014 Update（急诊医院呼吸机相关肺炎预防策略 2014 年更新版）	美国疾病预防控制中心
2014	Strategies to Prevent Central Line - Associated Bloodstream Infections in Acute Care Hospitals：2014 Update（急诊医院中心静脉导管相关性血流感染预防策略 2014 年更新版）	美国疾病预防控制中心
2014	Strategies to Prevent Catheter-Associated Urinary Tract Infections in Acute Care Hospitals：2014 Update（急诊医院中导尿管相关泌尿道感染预防策略 2014 年更新版）	美国疾病预防控制中心

备注：上述规范指南在下列官网上均可搜索下载。
世界卫生组织官方网站（https://www.who.int/）。
美国疾病预防控制中心官方网站（https://www.cdc.gov/）。

附录2 国内感控相关法律规范标准及查阅交流平台推荐

一、论坛

上海国际医院感染控制论坛(https://bbs.sific.com.cn/)等。

二、公众号(名称)

江苏省:感控家园、江苏感控之窗等。
其他地区:SIFIC感染官微、北大感控之窗、感控小蜘蛛等。

三、感控专业期刊

中国感染控制杂志、中华医院感染学杂志等。

四、标准规范

标准查询:全国标准信息公共服务平台(http://std.samr.gov.cn/)等。
卫生行业标准下载:
中华人民共和国国家卫生健康委员会官网—服务—卫生标准(http://www.nhc.gov.cn/)等
SIFIC感染网—资料库(https://www.sific.com.cn/)

五、常用感控相关法律规范标准

颁布年度	名称	文号
2020	血液透析室(中心)感染控制标准操作规程	
2020	新冠期间医务人员防护技术指南	国卫办医函〔2020〕155号
2020	关于全面精准开展环境卫生和消毒工作的通知	联防联控机制综发〔2020〕195号
2019	医务人员手卫生规范	WS/T313—2019
2019	医疗机构感染预防与控制基本制度(核心制度)	国卫办医函〔2019〕480号
2019	空气消毒机通用卫生要求	WS/T 6481—2019

续表

颁布年度	名称	文号
2019	公共场所卫生管理规范	GB 37487—2019
2019	医疗机构医用耗材管理办法(试行)	国卫医发〔2019〕43 号
2019	艾滋病防治条例	中华人民共和国国务院令第709 号
2019	一次性使用医用防护帽	YY/T1642—2019
2019	医院病房床单元设施	WS/T 653—2019
2019	公共场所卫生管理规范	GB 37487—2019
2018	医疗机构门急诊医院感染管理规范	WS/T 591—2018
2018	医院感染预防与控制评价规范	WS/T 592—2018
2018	健康体检中心管理规范(试行)	国卫医发〔2018〕11 号
2018	医疗消毒供应中心管理规范(试行)	国卫医发〔2018〕11 号
2018	眼科医院管理规范(试行)	国卫医发〔2018〕11 号
2018	消毒产品卫生安全评价技术要求	WS 628—2018
2017	中医医疗技术相关性感染预防与控制指南及解读	国中医药办医政发〔2017〕22 号
2017	关于在医疗机构推进生活垃圾分类管理的通知	卫办医发〔2017〕30 号
2017	医用超声探头表面消毒要求与效果评价方法	DB43/T 1298—2017
2017	突发事件卫生应急预案管理办法	国卫应急发〔2017〕36 号
2017	卫生湿巾卫生要求	WS 575—2017
2017	消毒管理办法	中华人民共和国国家卫生和计划生育委员会令第 18 号
2016	医疗机构环境表面清洁与消毒管理规范	WS/T 512—2016
2016	医院感染暴发控制指南	WS/T 524—2016
2016	医院中央空调系统运行管理	WS 488—2016
2016	医疗机构内通用医疗服务场所的命名	WS/T 527—2016
2016	病区医院感染管理规范	WS/T 510—2016
2016	医院医用织物洗涤消毒技术规范	WS/T 508—2016
2016	经空气传播疾病医院感染预防与控制规范	WS/T 511—2016
2016	医用防护服的选用评估指南	YY/T 1498—2016

续表

颁布年度	名称	文号
2016	口腔器械消毒灭菌技术操作规范	WS 506—2016
2016	医院消毒供应中心　第一部分:管理规范	WS 310.1—2016
2016	医院消毒供应中心　第二部分:清洗消毒及灭菌技术操作规范	WS 310.2—2016
2016	医院消毒供应中心　第三部分:清洗消毒及灭菌监测标准	WS 310.3—2016
2016	重症监护病房医院感染预防与控制规范	WS/T 509—2016
2016	软式内镜清洗消毒技术规范	WS 507—2016
2015	职业暴露感染艾滋病病毒处理程序规定	国卫办疾控发〔2015〕38 号
2015	血液透析及相关治疗用水	YY 0572—2015
2014	消毒专业名词术语	WS/T 466—2014
2014	消毒产品卫生安全评价	国卫监督发〔2014〕36 号
2013	基层医疗机构医院感染管理基本要求	国卫办医发〔2013〕40 号
2013	静脉治疗护理技术操作规范	WS/T 433—2013
2013	医院洁净手术部建筑技术规范	GB 50333—2013
2012	医疗机构消毒技术规范	WS/T 367—2012
2012	医院空气净化管理规范	WS/T 368—2012
2012	医院消毒卫生标准	GB 15982—2012
2011	多重耐药菌医院感染预防与控制技术指南	卫办医政发〔2011〕5 号
2011	医用外科口罩	YY 0469—2011
2011	空气消毒剂卫生要求	GB 27948—2011
2010	非结核分枝杆菌医院感染预防与控制	卫办医政发〔2010〕88 号
2010	医用防护口罩技术要求	GB 19083—2010
2010	外科手术部位感染预防和控制技术指南	卫办医政发〔2010〕187 号
2010	导尿管相关尿路感染预防与控制技术指南	卫办医政发〔2010〕187 号
2010	导管相关血流感染预防与控制技术指南	卫办医政发〔2010〕187 号
2010	医疗机构血液透析室管理规范	卫医政发〔2010〕35 号
2009	医院感染监测规范	WS/T 312—2009

续表

颁布年度	名称	文号
2009	医院隔离技术规范	WS/T 311—2009
2009	狂犬病暴露预防处置工作规范	卫疾控发〔2009〕118 号
2009	新生儿病室建设与管理指南	卫医政发〔2009〕123 号
2009	医院手术部(室)管理规范(试行)	卫医政发〔2009〕90 号
2009	医院感染暴发报告及处置管理规范	中华人民共和国卫生部令第 73 号
2008	医疗废物专用包装袋、容器和警示标志标准	HJ 421—2008
2008	血源性病原体职业接触防护导则	GBZ/T 213—2008
2006	医院感染管理办法	中华人民共和国卫生部令第 48 号
2005	医疗机构传染病预检分诊管理办法	中华人民共和国卫生部令第 41 号
2004	中华人民共和国传染病防治法	中华人民共和国主席令第 17 号
2004	医疗废物管理行政处罚办法	卫环发〔2004〕21 号
2004	医务人员艾滋病病毒职业暴露防护工作指导原则	卫医发〔2004〕108 号
2003	医疗卫生机构医疗废物管理办法	中华人民共和国卫生部令第 36 号
2003	医疗废物分类目录	卫医发〔2003〕287 号
2003	医疗机构发热门(急)诊设置指导原则(试行)	卫发电〔2003〕62 号
2003	医院污水处理技术指南	环发〔2003〕197 号
2003	医疗废物集中处置技术规范	环发〔2003〕206 号
2003	医疗废物管理条例	中华人民共和国国务院令第 380 号
2001	医院感染诊断标准	卫医发〔2001〕2 号
1991	中华人民共和国传染病防治法实施办法	中华人民共和国卫生部令第 17 号